Marianne Sporbert

Hier trainieren Männer ihr Gedächtnis …

Kurzweilig & humorvoll – die Arbeitsmappe für die Betreuungspraxis

Für Gruppen- und Einzeltrainings in der Pflege

schlütersche

Marianne Sporbert ist Gedächtnistrainerin beim Bundesverband Gedächtnistraining (BVGT) und Fachtherapeutin für Hirnleistungstraining. Sie arbeitet als selbstständige Fachtherapeutin für Gehirnleistungstraining.

Bibliografische Information der Deutschen Nationalbibliothek
Die Deutsche Nationalbibliothek verzeichnet diese Publikation in der Deutschen Nationalbibliografie; detaillierte bibliografische Daten sind im Internet über https://dnb.de abrufbar.

ISBN 978-3-8426-0897-9 (Print)
ISBN 978-3-8426-9186-5 (PDF)
ISBN 978-3-8426-9187-2 (EPUB)

Originalausgabe

Aus Gründen der besseren Lesbarkeit wurde in diesem Buch häufiger die männliche Form gewählt, nichtsdestoweniger beziehen sich Personenbezeichnungen gleichermaßen auf Angehörige des männlichen und weiblichen Geschlechts sowie auf Menschen, die sich keinem Geschlecht zugehörig fühlen.
Autorin und Verlag haben dieses Buch sorgfältig erstellt und geprüft. Für eventuelle Fehler kann dennoch keine Gewähr übernommen werden. Weder Autorin noch Verlag können für eventuelle Nachteile oder Schäden, die aus in diesem Buch vorgestellten Erfahrungen, Meinungen, Studien, Therapien, Medikamenten, Methoden und praktischen Hinweisen resultieren, eine Haftung übernehmen. Insgesamt bieten alle vorgestellten Inhalte und Anregungen keinen Ersatz für eine medizinische Beratung, Betreuung und Behandlung.
Etwaige geschützte Warennamen (Warenzeichen) werden nicht besonders kenntlich gemacht. Daraus kann nicht geschlossen werden, dass es sich um freie Warennamen handelt.

Lektorat: Claudia Flöer, Text & Konzept Flöer
Covermotiv: Zagory – stock.adobe.com
Covergestaltung und Layout: Sandra Knauer Satz · Layout · Service, Garbsen
Druck und Bindung: Salzland Druck GmbH & Co. KG, Staßfurt

Inhalt

Vorwort

Diese Arbeitsmappe enthält 30 vielseitige Übungen, die die grauen Zellen von Männern auf Trab bringen.

Die Übungen zu allen Trainingszielen des ganzheitlichen Gedächtnistrainings sind mit Lösungen versehen und zum größten Teil farbig gestaltet.

Durch die farbige Darstellung werden die Gehirnzellen stärker stimuliert und haben somit eine positive Wirkung auf den gesamten Organismus.

Die Vielzahl der Übungen ermöglichen es verschiedene Hirnleistungen anzusprechen und zu trainieren. Wobei immer der ganze Mensch (Körper, Geist und Seele) mit einbezogen wird und nicht nur einzelne Funktionen. Die Themenkomplexe können noch so gut zusammengestellt sein – Denken Sie auch an eine Abwechslung durch Bewegung und Entspannung. Auch das macht ein gelungenes Gedächtnistraining aus.

Die dargestellten Beispiele helfen Ihnen sich auf die Trainingsstunden mit Ihren Teilnehmern schneller vorzubereiten. Denn in der täglichen Praxis bleibt nicht viel Zeit für den jeweiligen Anwendungsfall Materialien zusammenzustellen. Im Arbeitsheft werden deshalb in der Kopfzeile jeder Übung die verschiedenen Trainingsziele genannt und Sie können damit hervorragend an das jeweilige Leistungsvermögen der Teilnehmer angepasst bzw. für das Trainingsziel zusammengestellt werden. Wenn Sie merken, dass die Teilnehmer mit der Übung überfordert sind können sie schnell Blätter mit einem geringeren Schwierigkeitsgrad nachlegen.

Wenn Sie den Männern in der Betreuung täglich neue Anforderungen stellen ist das gut fürs Gehirn: Denn es wird intensiver durchblutet, der Stoffwechsel und die Verknüpfung von Nervenzellen werden gefördert.

Gedächtnistraining sollte Spaß machen – Sie werden schnell erkennen welche der von Ihnen ausgewählten Übungen Ihren Teilnehmern ein Lächeln auf die Lippen zaubert!

Kurzum: Was trainiert wird, wächst!

Informationen wieder abrufen

Schauen Sie sich die Bilder und die dazugehörigen Daten genau an. Auf der nächsten Seite sollen Sie versuchen sich an die Bilder und Daten zu erinnern!

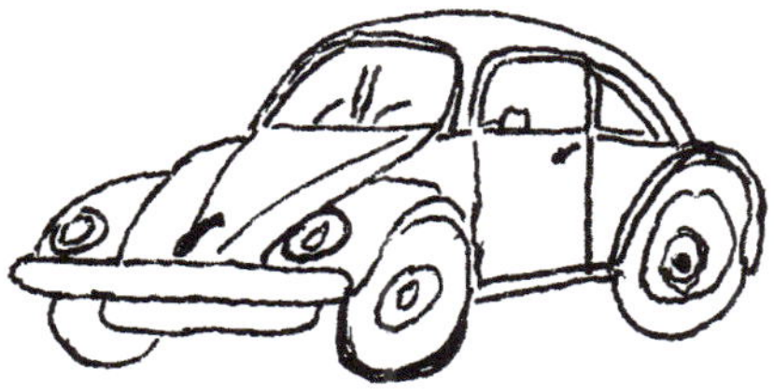

Automarke: VW
Farbe: Rot
Baujahr: 1969

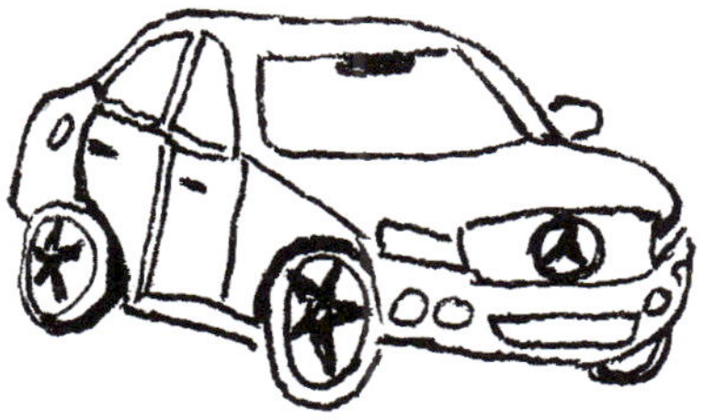

Automarke: Mercedes
Farbe: Grau
Baujahr: 2019

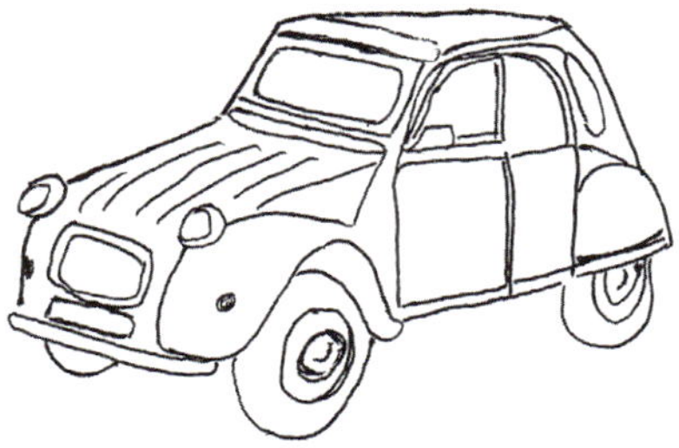

Automarke: Citroen
Farbe: Gelb
Baujahr: 1982

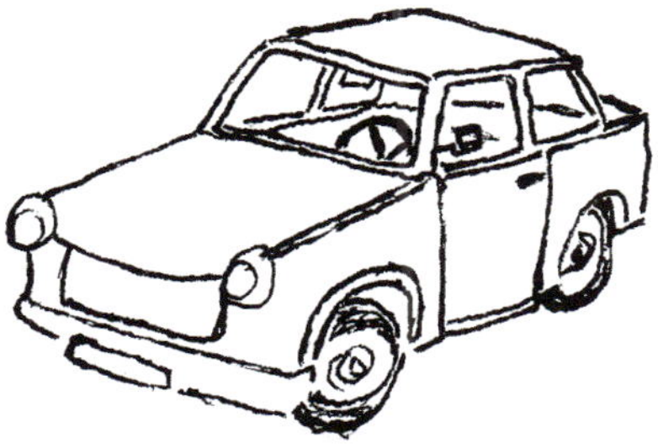

Automarke: Trabant
Farbe: Hellblau
Baujahr: 1964

Lösung:

Erinnern Sie sich an Automarke, Farbe und Baujahr?

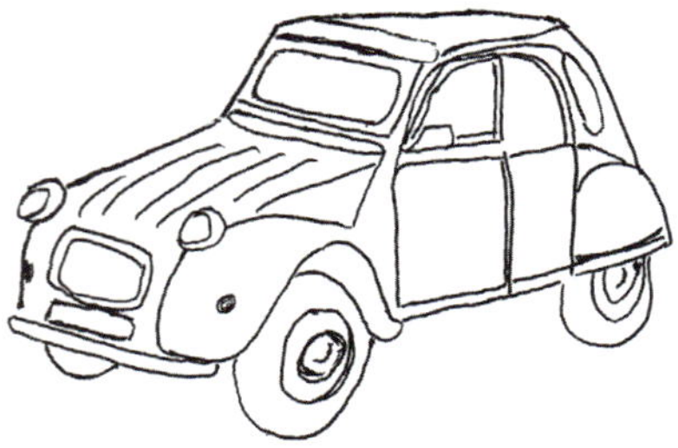

Automarke:

Farbe:

Baujahr:

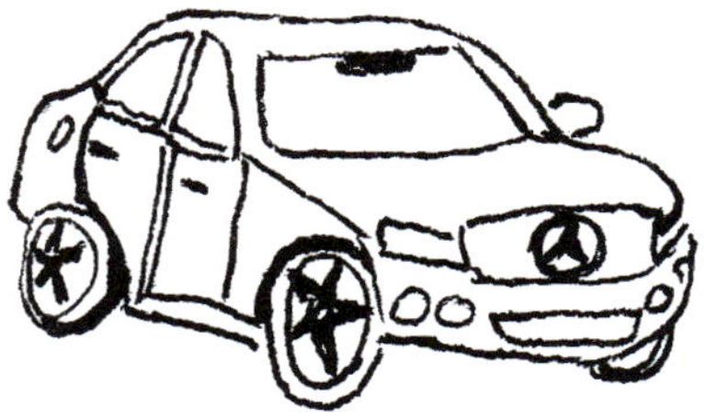

Automarke:

Farbe:

Baujahr:

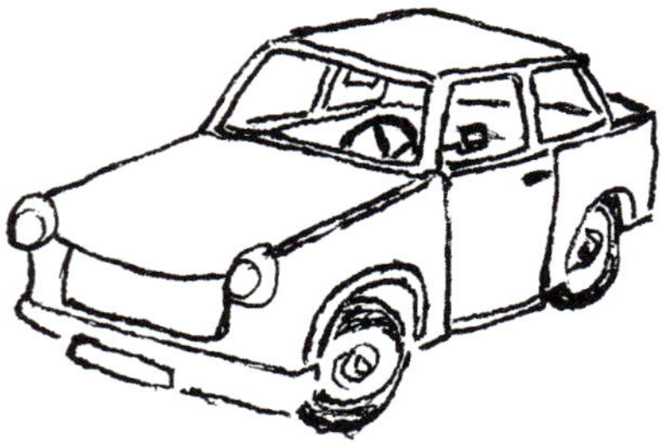

Automarke:

Farbe:

Baujahr:

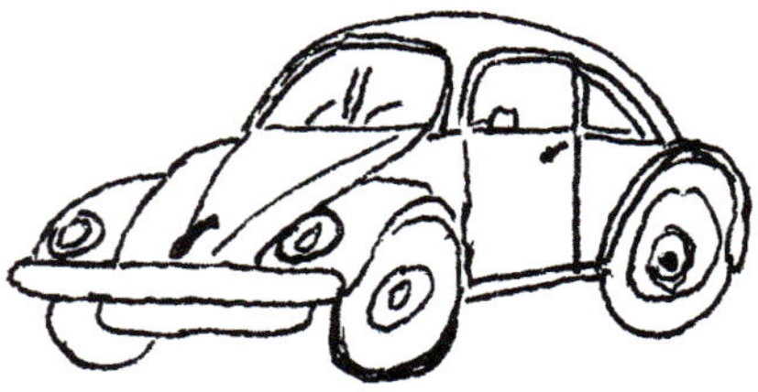

Automarke:

Farbe:

Baujahr:

Fische zählen

Es ist Fütterungszeit und die Fische kommen im Schwarm angeschwommen. Heute soll die ganze Mannschaft gezählt werden.

- Wie viel Fische schwimmen mit dem Strom? ...
- Wie viel Fische schwimmen gegen den Strom? ...
- Wie viel Fische sind es insgesamt? ...
- Wie viel blaue Fische sind es? ...
- Wie viel grüne Fische sind es? ...

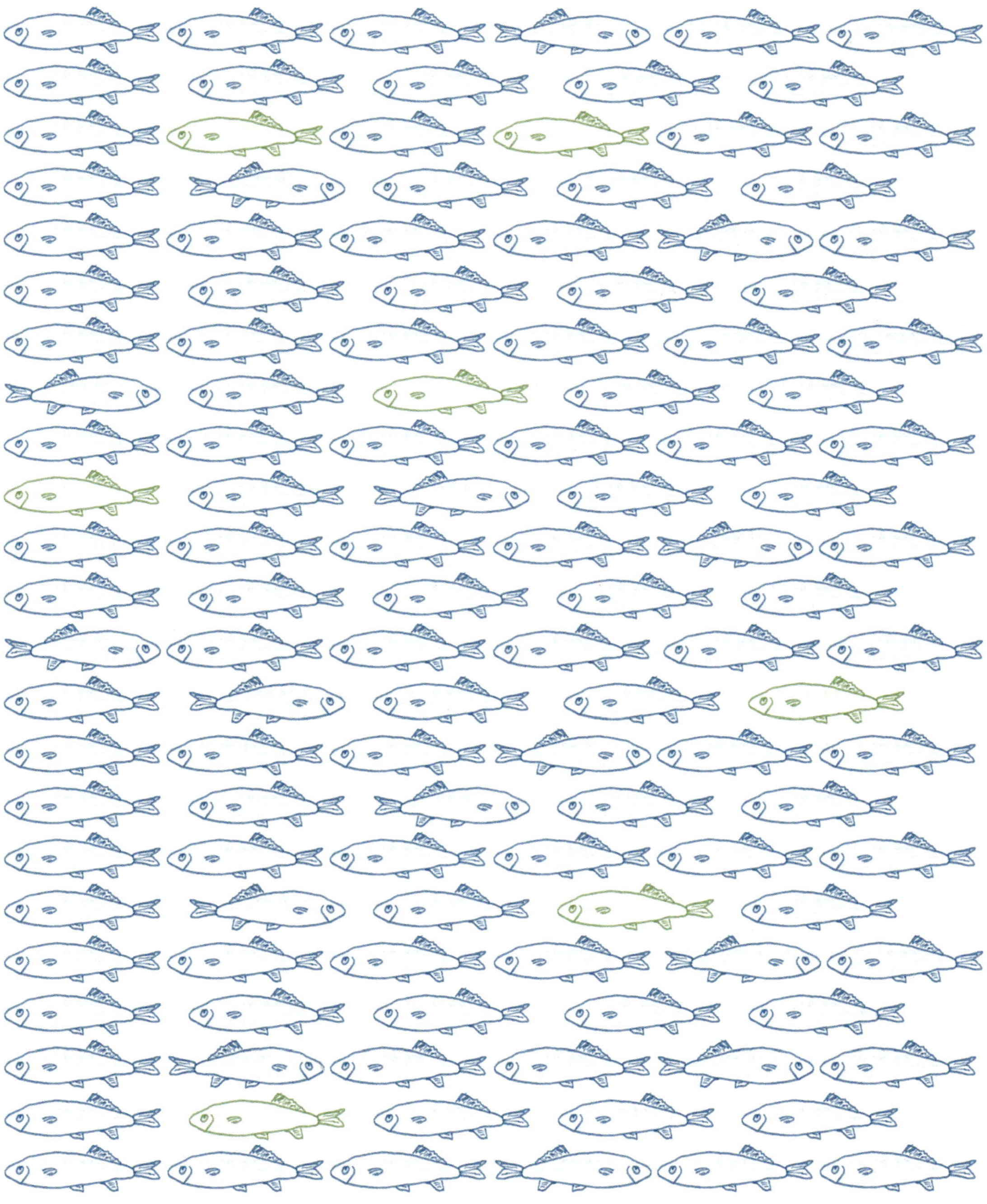

Lösung:

Es ist Fütterungszeit und die Fische kommen im Schwarm angeschwommen. Heute soll die ganze Mannschaft gezählt werden.

- Wie viel Fische schwimmen mit dem Strom? 112
- Wie viel Fische schwimmen gegen den Strom? 15
- Wie viel Fische sind es insgesamt? 127
- Wie viel blaue Fische sind es? 120
- Wie viel grüne Fische sind es? 7

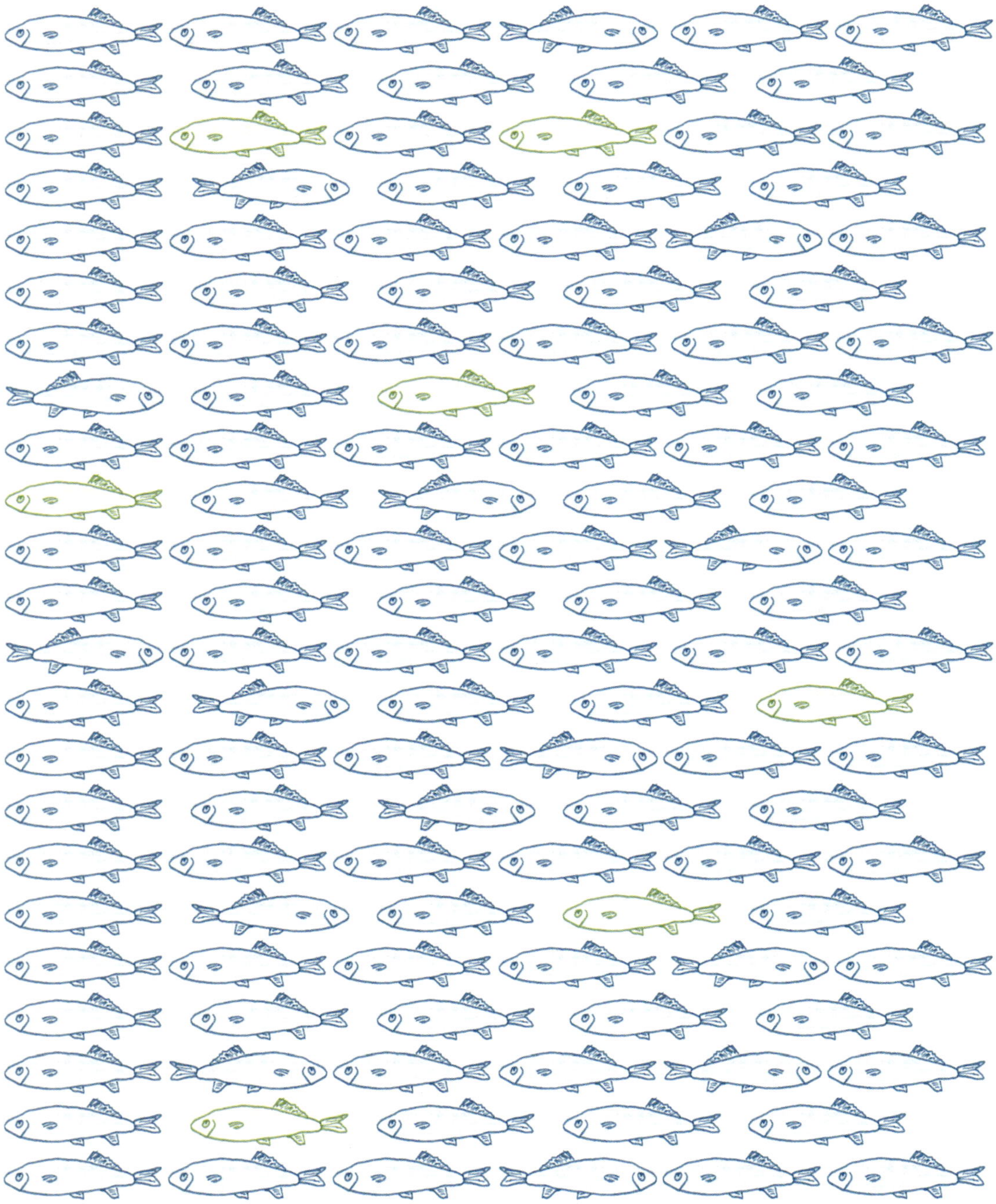

Berufe suchen

Aus jeweils drei Silben sind 18 Berufe zu bilden!

AR	BIN	CHER	BERG	RI	RER
UHR	CHER	FÜH	TRO	ER	NIST
~~DAK~~	SIL	SCHMIED	CKER	BILD	MA
DER	~~TEUR~~	AS	CHE	KANT	KOM
LA	DI	BER	GRAF	FO	CHI
~~RE~~	KOS	HAU	NAUT	VAR	LIST
CHI	DE	RANT	TEKT	TO	NA
PO	JOUR	SCHUH	DACH	BO	BUCH
AR	MI	NAUT	GENT	MO	MA

Wie heißen die gesuchten Berufe?

1. RE – DAK – TEUR	10.
2.	11.
3.	12.
4.	13.
5.	14.
6.	15.
7.	16.
8.	17.
9.	18.

Lösung:

Aus jeweils drei Silben sind 18 Berufe zu bilden!

AR	BIN	CHER	BERG	RI	RER
UHR	CHER	FÜH	TRO	ER	NIST
~~DAK~~	SIL	SCHMIED	CKER	BILD	MA
DER	~~TEUR~~	AS	CHE	KANT	KOM
LA	DI	BER	GRAF	FO	CHI
~~RE~~	KOS	HAU	NAUT	VAR	LIST
CHI	DE	RANT	TEKT	TO	NA
PO	JOUR	SCHUH	DACH	BO	BUCH
AR	MI	NAUT	GENT	MO	MA

Wie heißen die gesuchten Berufe?

1. RE – DAK – TEUR	10. FO – TO – GRAF
2. AR – CHI – VAR	11. SIL – BER – SCHMIED
3. BUCH – BIN – DER	12. DI – RI – GENT
4. JOUR – NA – LIST	13. DACH – DE – CKER
5. KOS – MO – NAUT	14. LA – BO – RANT
6. UHR – MA – CHER	15. BERG – FÜH – RER
7. SCHUH – MA – CHER	16. AS – TRO – NAUT
8. BILD – HAU – ER	17. AR – CHI – TEKT
9. KOM – PO – NIST	18. CHE – MI – KANT

Tier Puzzle

Bitte diese Seite kopieren, die Puzzleteile ausschneiden und zu einem Bild zusammenfügen! Die Lösung finden Sie auf der nächsten Seite.

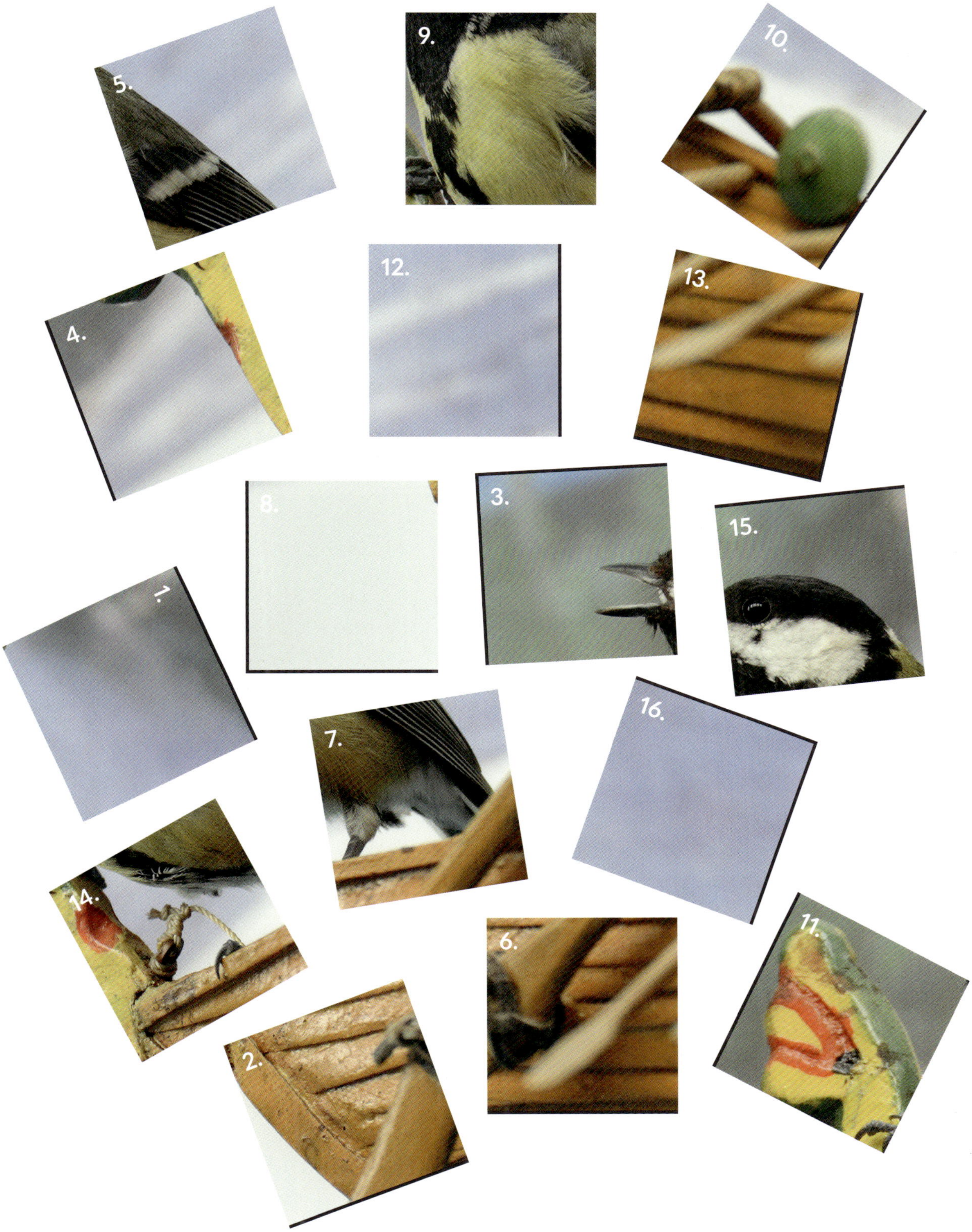

Lösung: Kohlmeise

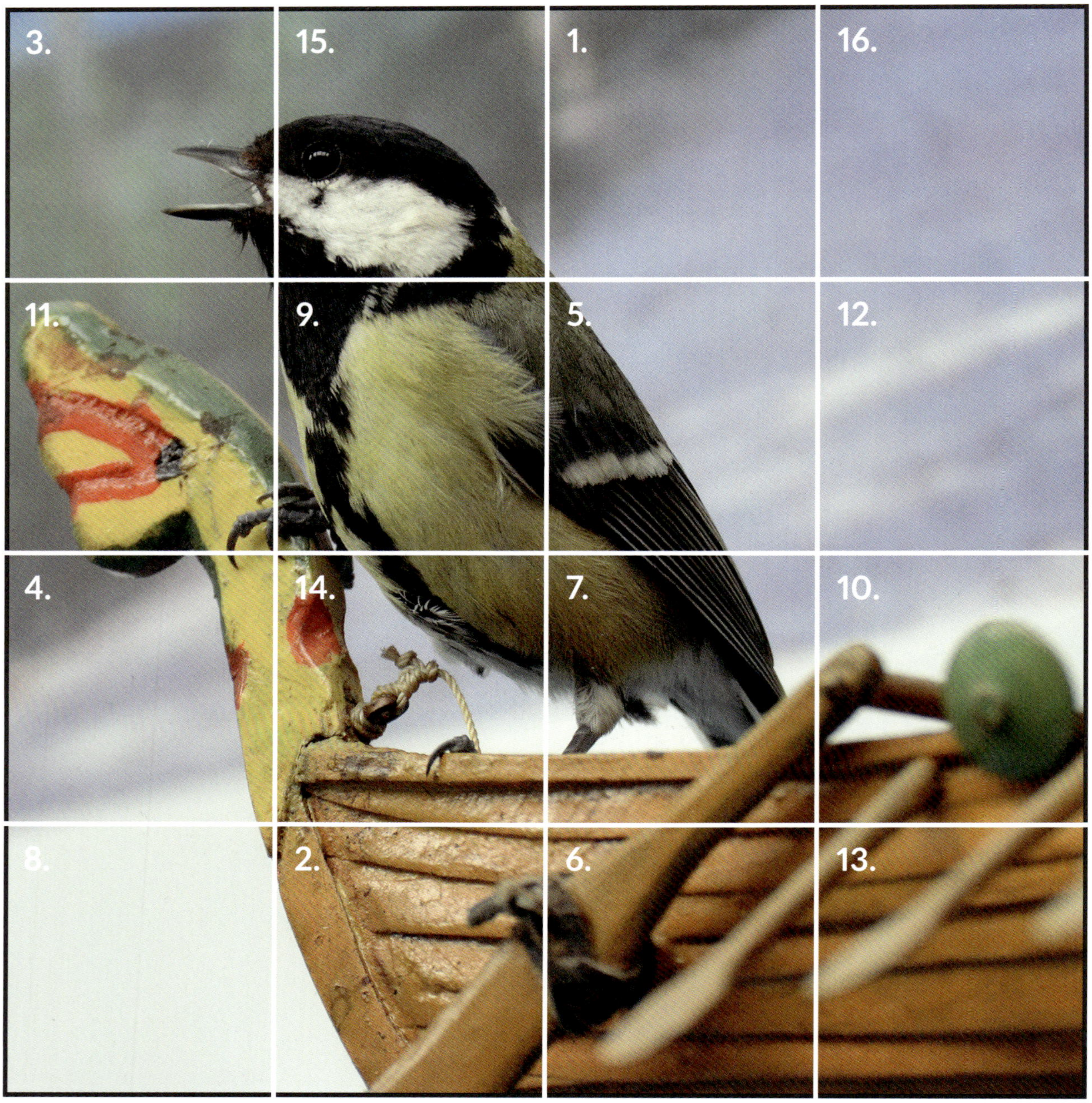

Wer fängt den größten Fisch?

In den frühen Morgenstunden sind fünf Männer vom Anglerverein „Großes Auge“ losgefahren um an einem Wettkampf teilzunehmen.

a) Wer hat welchen Fisch gefangen?

b) Wer hat den größten Fisch gefangen?

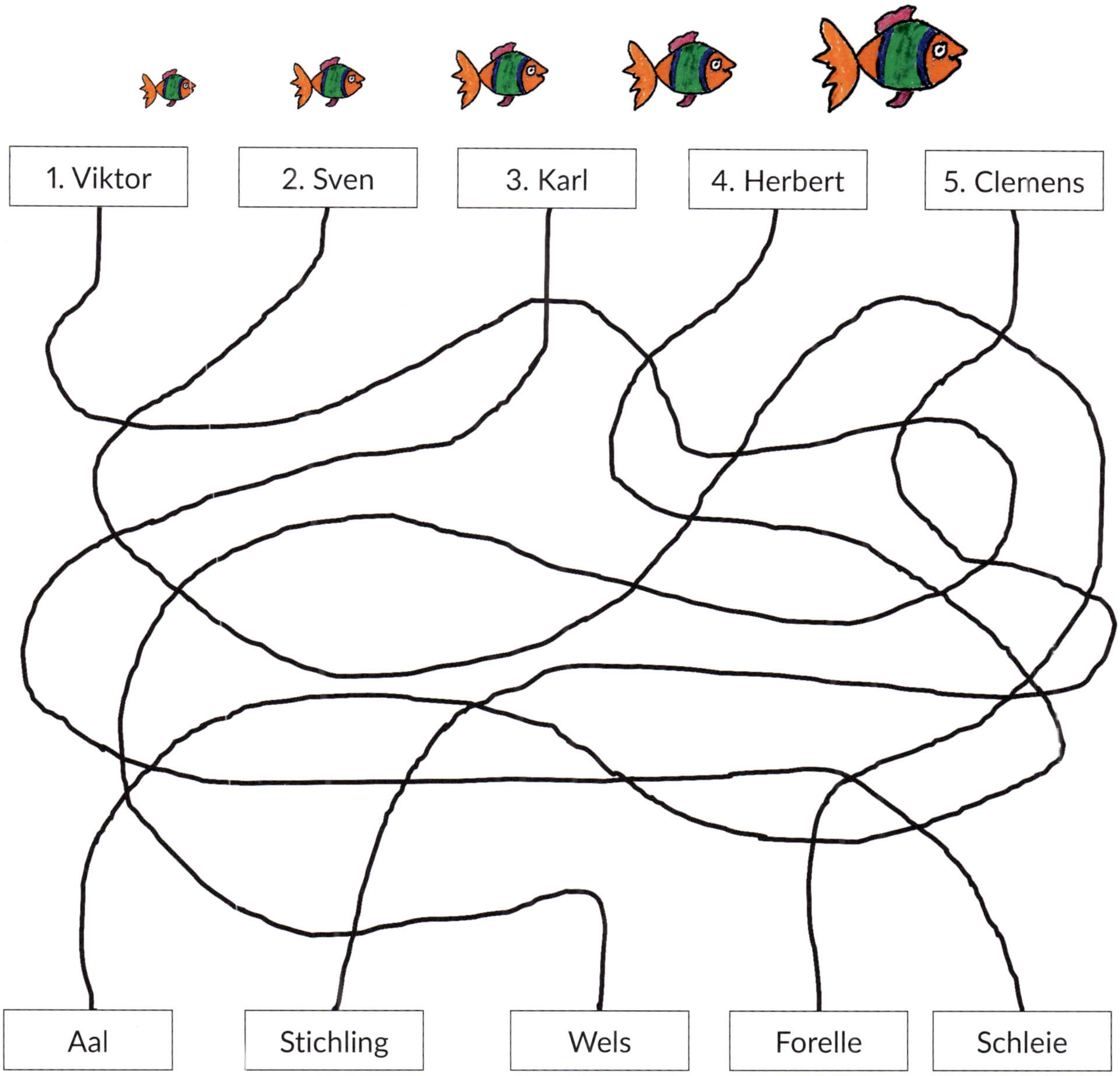

a) Wer hat welchen Fisch gefangen?

zu 1) ....

zu 2) ....

zu 3) ....

zu 4) ....

zu 5) ....

b) Wer hat den größten Fisch gefangen? ....

Lösung:

In den frühen Morgenstunden sind fünf Männer vom Anglerverein „Großes Auge“ losgefahren um an einem Wettkampf teilzunehmen.

a) Wer hat welchen Fisch gefangen?

b) Wer hat den größten Fisch gefangen?

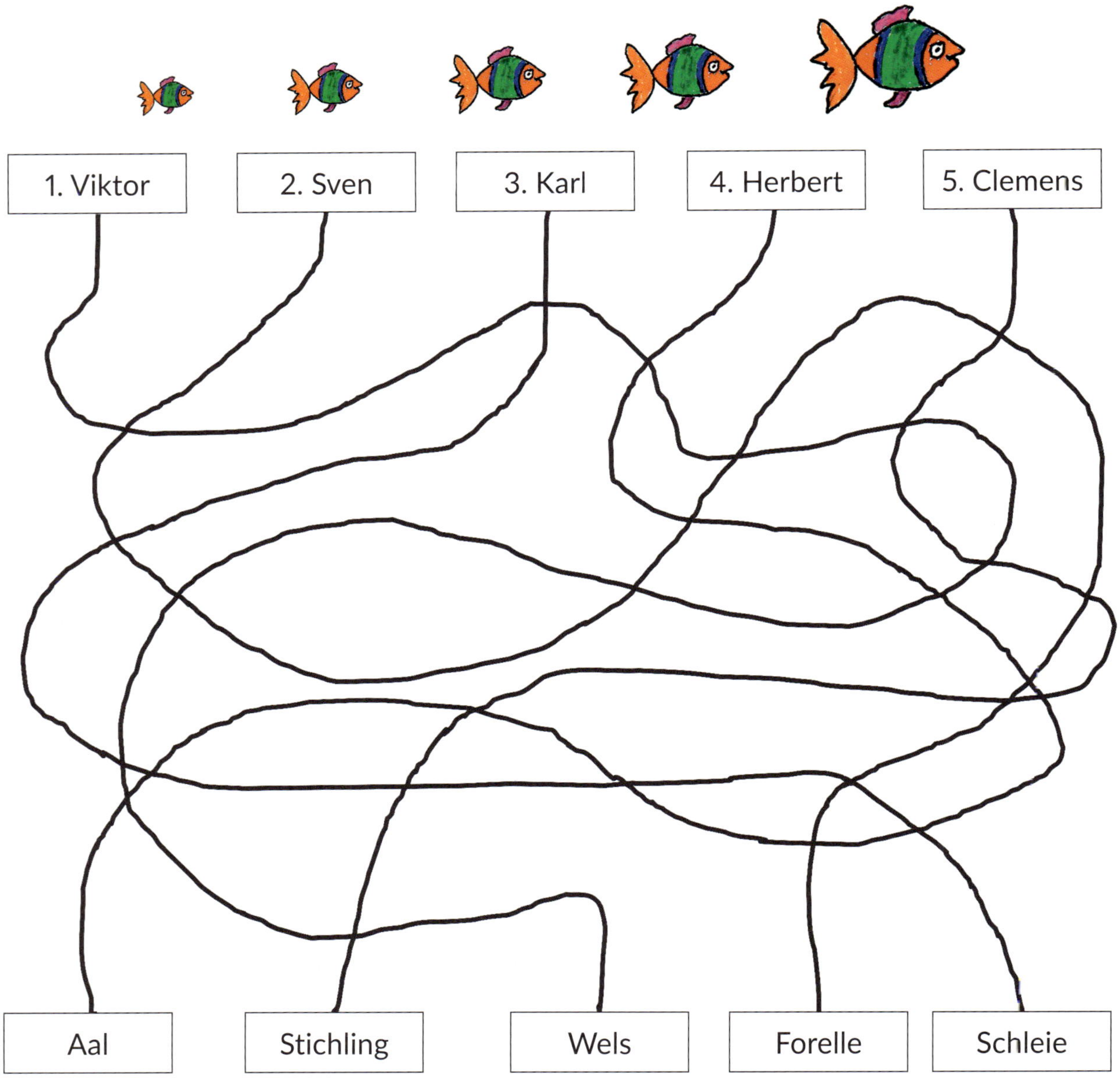

a) Wer hat welchen Fisch gefangen?

zu 1) Wels
zu 2) Forelle
zu 3) Schleie
zu 4) Aal
zu 5) Stichling

b) Wer hat den größten Fisch gefangen? Viktor

Redensarten – Bedeutung und Herkunft

Mündliche Übung

Versuchen Sie die **Bedeutung** und **Herkunft** der verschiedenen Redensarten in den folgenden Luftballons zu bestimmen!

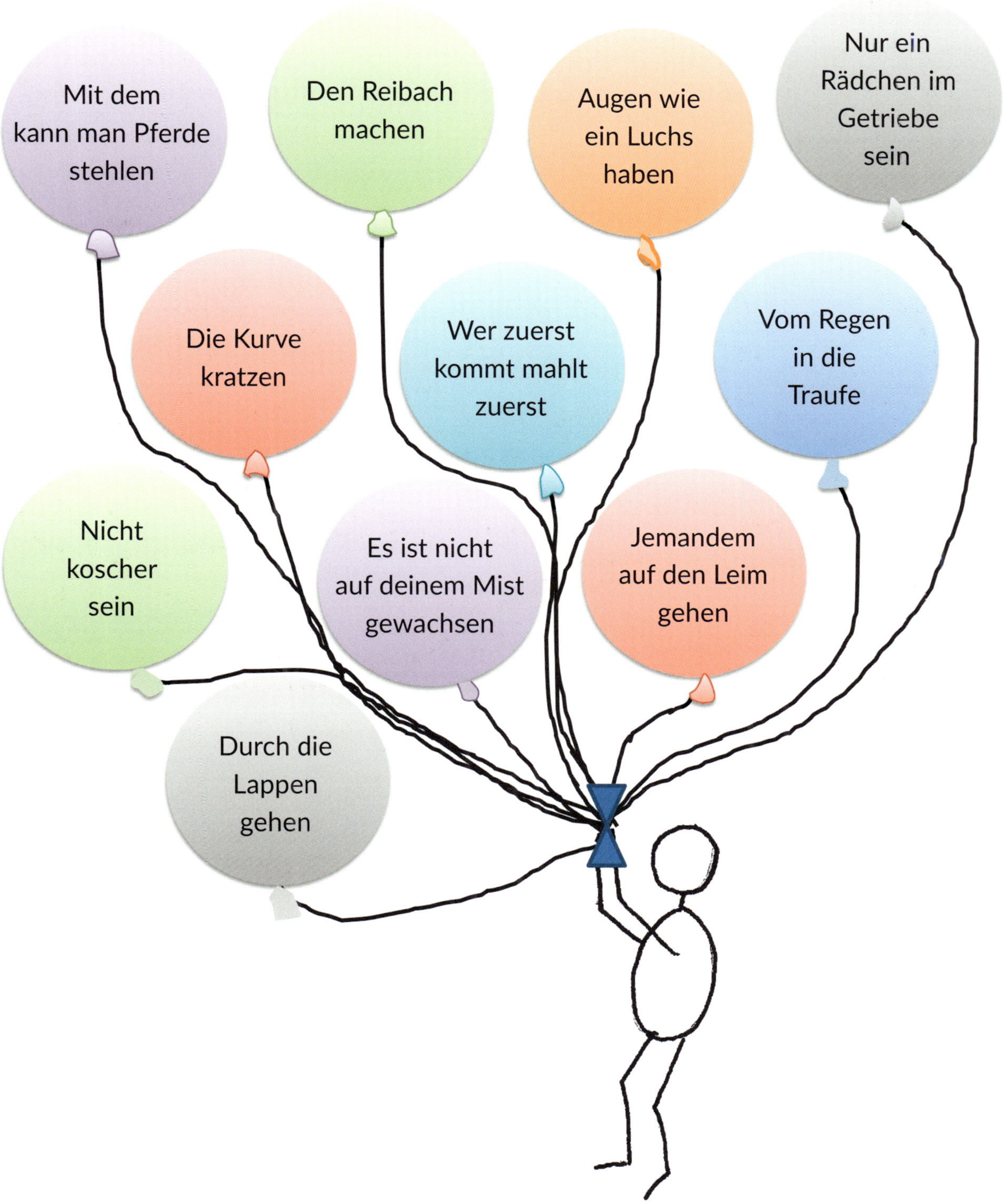

Lösung:

Versuchen Sie die **Bedeutung** und **Herkunft** der verschiedenen Redensarten in den folgenden Luftballons zu bestimmen!

Redensart	Bedeutung	Herkunft
Mit dem kann man Pferde stehlen	Auf ihn kann man sich verlassen er ist absolut zuverlässig	Die Redensart bezieht sich darauf, dass der Pferdedieb wagemutig und umsichtig sein muss.
Den Reibach machen	Einen überdurchschnittlichen Gewinn erzielen	Der Begriff ist abgeleitet aus dem jiddischen „Rebbach".
Nur ein Rädchen im Getriebe sein	Involviert sein aber keinen Einfluss haben	Vom Ineinandergreifen von Zahnrädern, die nur innerhalb eines größeren Zusammenhangs eine Funktion haben.
Vom Regen in die Traufe	Auf ein Übel folgt ein noch größeres Übel	Einer der sich bei Regenwetter an die Hauswand unter den überspringenden Rand des Daches flüchtet, aber dabei unter die Traufe gerät, aus der das gesammelte Dachregenwasser herunterfällt.
Augen wie ein Luchs haben	Sehr gut sehen und alles bemerken	Schon immer galt der Luchs als besonders scharfsichtig.
Durch die Lappen gehen	Entkommen oder entwischen	In der Jägersprache wird damit der Brauch bezeichnet, das Wild durch das Aufhängen von Lappen bei der Treibjagd am Ausbrechen aus dem Jagdrevier zu hindern.
Es ist nicht auf deinem Mist gewachsen	Es ist nicht dein geistiges Eigentum	Die Redensart geht von einem Bauern aus, der niemals fremden Mist zu kaufen braucht, sondern alles auf seinem eigenen Mist wachsen lässt.
Nicht koscher sein	Merkwürdig oder bedenklich	Koscher stammt aus dem Hebräischen und bedeutet so viel wie „rein" sein.
Die Kurve kratzen	Sich rasch davon machen oder verschwinden	Im Mittelalter fuhren die Kutschen oder Pferdekarren so um die engen Kurven der Gassen, dass die Räder an den Hausecken kratzten.
Wer zuerst kommt, mahlt zuerst.	Der Erste wird auch als Erster bedient	Wer im Mittelalter als Erster mit seinem Getreide in der Mühle ankam, dessen Getreide wurde auch zuerst gemahlen.
Jemandem auf den Leim gehen	Sich betrügen oder täuschen lassen	Im Mittelalter wurde der Vogelfang mit Leimruten betrieben, was heute verboten ist.

Schau genau

Ein Fahrrad ist anders als die anderen. Suchen Sie es!

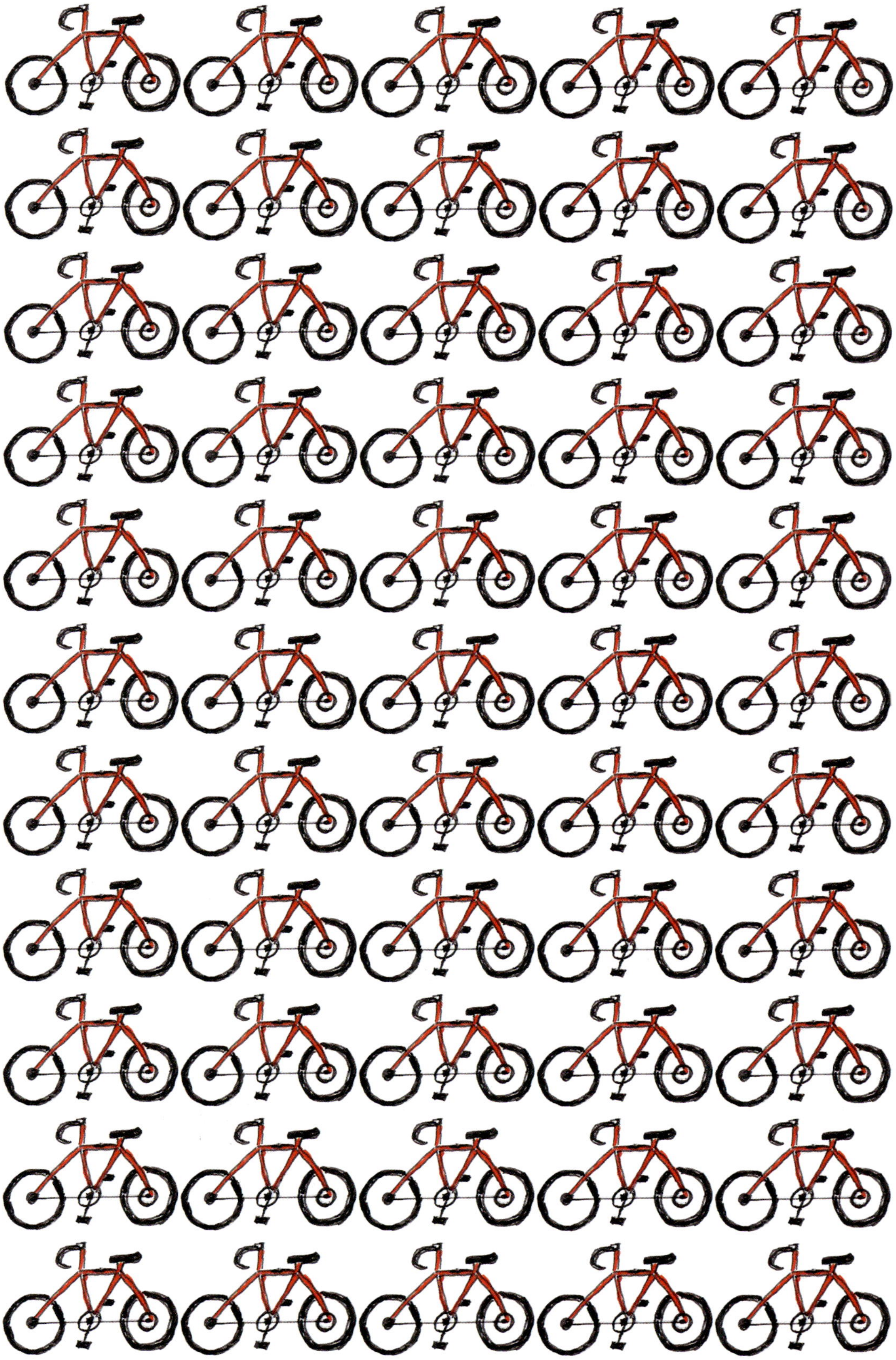

Lösung:

Ein Fahrrad ist anders als die anderen. Suchen Sie es!

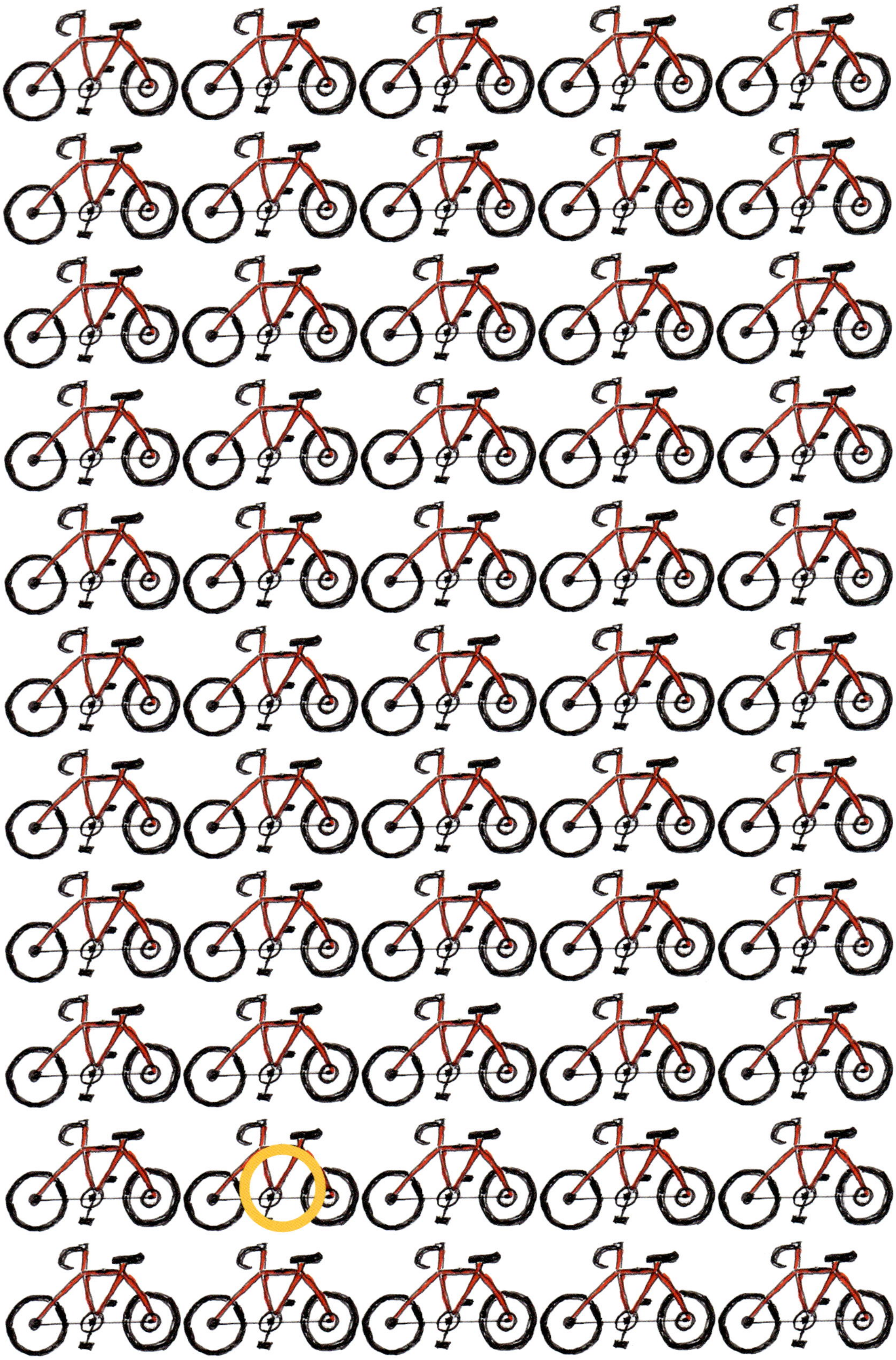

Wörter mit einer doppelten Bedeutung

Finden Sie die doppelten Bedeutungen von folgenden aufgeführten Wörtern!
Bsp. Kiwi = Vogel und Frucht

Ball

Bank

Wels

Pfeife

Mühle

Brücke

Linse

Hering

Feder

Kamm

Blüte

Lösung

Fliege

Gehalt

Bremse

Lösung:

Finden Sie die doppelten Bedeutungen von folgenden aufgeführten Wörtern!
Bsp. Kiwi = Vogel und Frucht

Ball	zum Spielen	Tanzveranstaltung
Bank	zum Sitzen	Geldinstitut
Wels	Fisch	Stadt in Österreich
Pfeife	zum Rauchen	Trillerpfeife
Mühle	Spiel	Getreidemühle
Brücke	über den Fluss	Zahnersatz
Linse	Teil des Auges	Hülsenfrucht
Hering	Zeltbefestigung	ein Fisch
Feder	Vogelfeder	Schreibfeder
Kamm	zum Frisieren	Berggrat
Blüte	Falschgeld	Blüte der Pflanze
Lösung	Lösung eines Problems	eine chemische Mixtur
Fliege	Tier	Krawattenart
Gehalt	Lohn	Inhalt
Bremse	Insekt	am Fahrzeug

Flaggen – ihre Länder und Städte

Bitte sortieren Sie die Länder und die Städte den entsprechenden Flaggen zu!

Flagge	Land	Stadt	Flagge	Land	Stadt
1 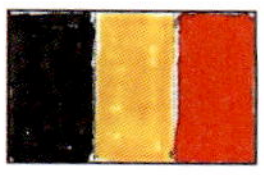			2 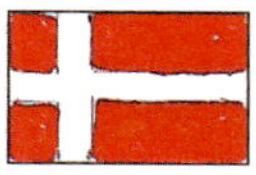		
3 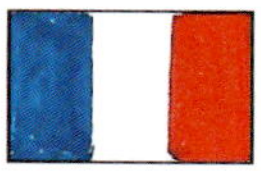			4 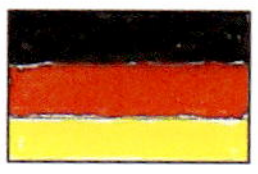		
5 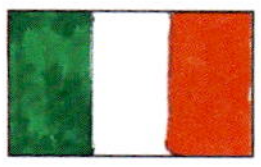			6 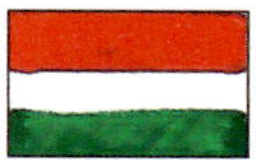		
7 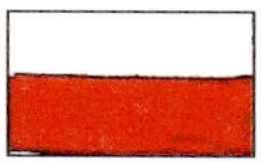			8 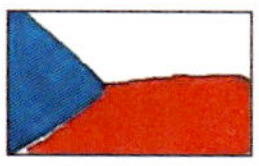		
9 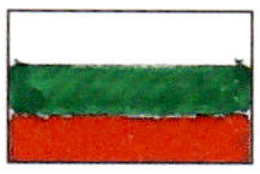			10 		
11 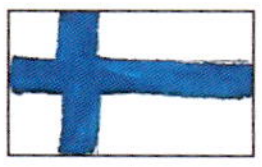			12 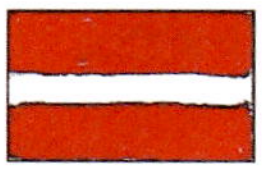		

Länder: Belgien, Bulgarien, Dänemark, Deutschland, Estland, Frankreich, Finnland, Irland, Lettland, Polen, Tschechien, Ungarn.

Städte: Berlin, Brüssel, Budapest, Dublin, Helsinki, Kopenhagen, Paris, Prag, Riga, Sofia, Tallinn, Warschau.

Lösung:

Bitte sortieren Sie die Länder und die Städte den entsprechenden Flaggen zu!

Flagge	Land	Stadt	Flagge	Land	Stadt
1 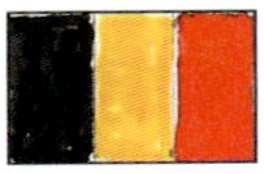	Belgien	Brüssel	2 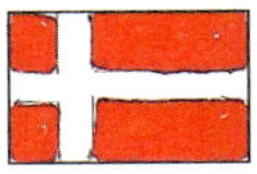	Dänemark	Kopenhagen
3 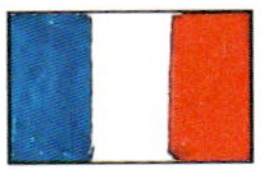	Frankreich	Paris	4 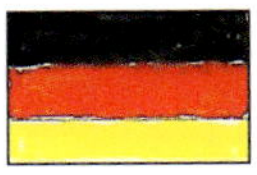	Deutschland	Berlin
5 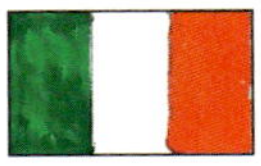	Irland	Dublin	6 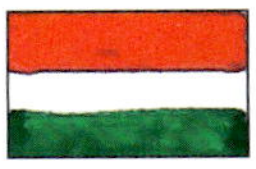	Ungarn	Budapest
7 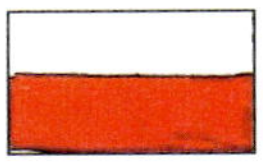	Polen	Warschau	8 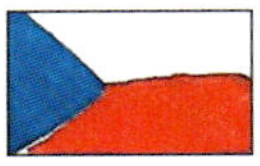	Tschechien	Prag
9 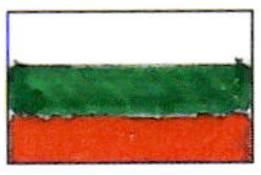	Bulgarien	Sofia	10 	Estland	Tallinn
11 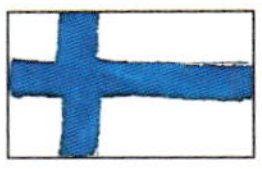	Finnland	Helsinki	12 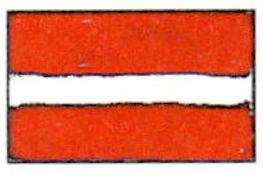	Lettland	Riga

Länder: Belgien, Bulgarien, Dänemark, Deutschland, Estland, Frankreich, Finnland, Irland, Lettland, Polen, Tschechien, Ungarn.

Städte: Berlin, Brüssel, Budapest, Dublin, Helsinki, Kopenhagen, Paris, Prag, Riga, Sofia, Tallinn, Warschau.

Der Ball ist rund

Finden Sie passende Eigenschaften (Adjektive) zu folgenden Wörtern!

Bsp. Ball = rund

Wörter	**Eigenschaften**
Würfel	
Pfeil	
Roman	
Igel	
Obst	
Reifen	
Gespenst	
Weg	
Batterie	
Schokolade	
Feder	
Urlaub	
Wolle	
Gepard	
Hochzeit	
Getränk	
Elster	
Wasser	
Mann	
Haus	
Rasen	

Lösung:

Finden Sie passende Eigenschaften (Adjektive) zu folgenden Wörtern!

Bsp. Ball = rund

Wörter	Eigenschaften
Würfel	eckig – kantig ...
Pfeil	spitz – gefährlich ...
Roman	spannend – langweilig ...
Igel	stachelig – klein ...
Obst	frisch – gesund ...
Reifen	platt – neu ...
Gespenst	gruselig – beängstigend ...
Weg	steinig – steil ...
Batterie	leer – schwach ...
Schokolade	süß – bitter ...
Feder	leicht – gebogen ...
Urlaub	erholsam – bildend ...
Wolle	weich – wärmend ...
Gepard	schnell – elegant ...
Hochzeit	romantisch – feierlich ...
Getränk	köstlich – süß ...
Elster	diebisch – schlau ...
Wasser	nass – klar ...
Mann	muskulös – stark ...
Haus	alt – renovierungsbedürftig ...
Rasen	nass – kurz ...

Tiere und das Wetter

Antworten **Sie**, für das jeweils abgebildete Tier! Was würde es tun …

A.) wenn die Sonne scheint …
B.) bei Regenwetter …
C.) bei Schnee und Frost …

1

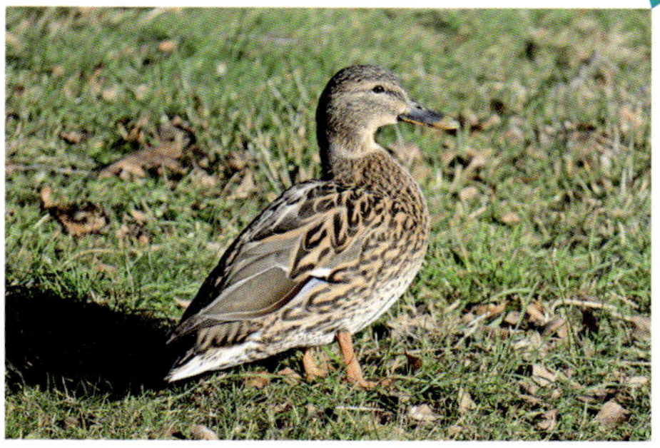

2

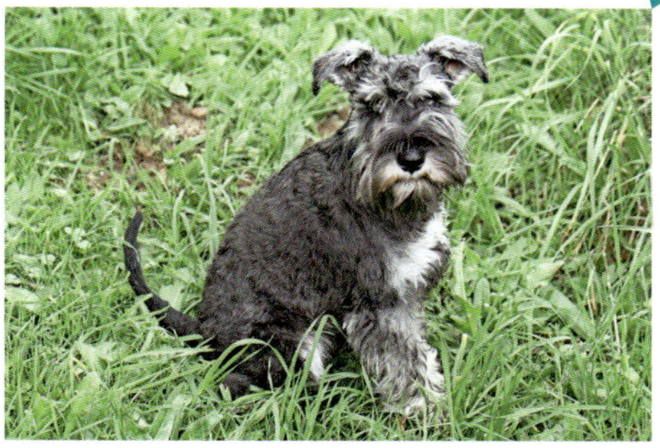

3

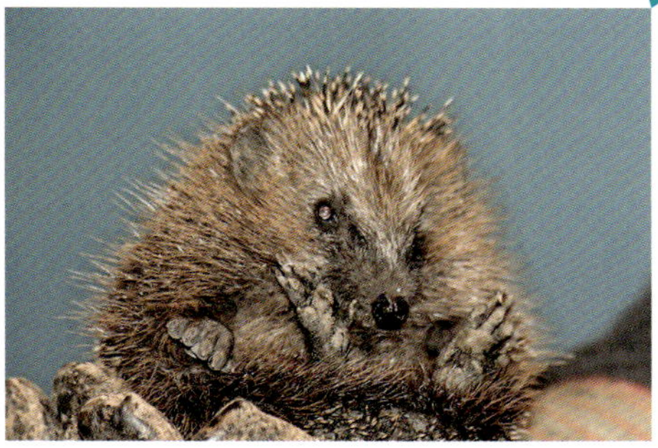

4

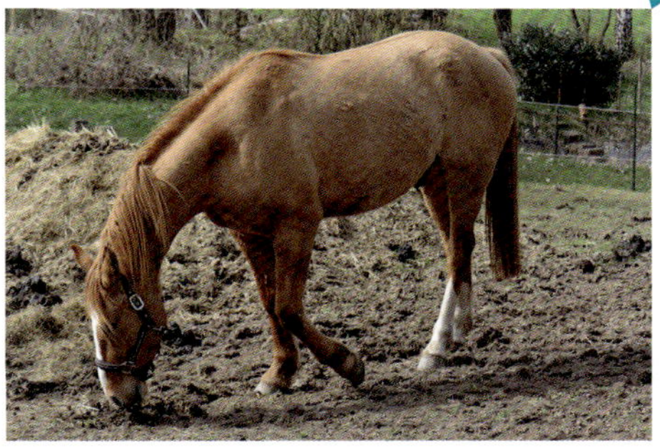

5

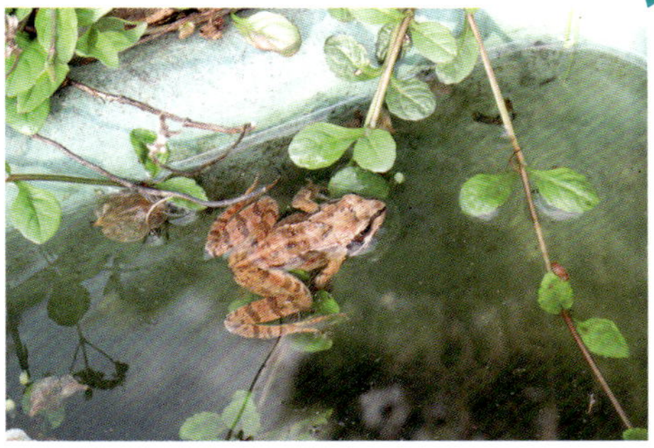

6

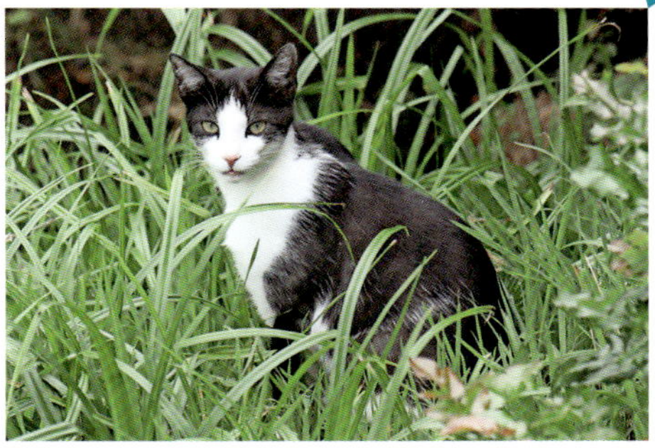

Mögliche Lösungen:

Antworten Sie, für das jeweils abgebildete Tier! Was würde es tun …

A.) wenn die Sonne scheint …
B.) bei Regenwetter …
C.) bei Schnee und Frost …

1.A. = liege ich gerne auf der Wiese
1.B. = tauche ich gerne im See
1.C. = laufe ich auch gerne mal über das Eis

2.A. = suche ich ein schattiges Plätzchen
2.B. = bin ich am liebsten in der Wohnung
2.C. = tobe ich gerne durch den Schnee

3.A. = schlafe ich, denn ich bin lieber nachts unterwegs
3.B. = gehe ich gerne auch mal auf Futtersuche
3.C. = halte ich am liebsten meinen Winterschlaf

4.A. = stelle ich mich in den Schatten unter einem Baum
4.B. = laufe ich gerne auf der Weide umher
4.C. = wenn Schnee liegt, gehe ich auch gerne spazieren

5.A. = sitze ich schon gerne einmal auf einen warmen Stein
5.B. = fühle ich mich im Wasser pudelwohl
5.C. = tauche ich tief auf den Seegrund und halte Winterschlaf

6.A. = liege ich in der kühlen Wiese
6.B. = bin ich lieber in der Wohnung und schaue aus dem Fenster
6.C. = Schnee finde ich toll, damit kann ich schön spielen

Sätze bilden

In dieser Übung sind je drei bis fünf Wörter vorgegeben, die in einem Satz eingebaut werden sollen.

Bsp. Müller – Mehl – Papiersäcke
Der **Müller** füllte täglich das **Mehl** in **Papiersäcke**

01.) Auto – Reifen – Profil

02.) Gartenschlauch – schwarz – elastisch

03.) Hütte – Holz – Beil – Blut

04.) Münzen – Post – Album – Briefträger

05.) Vogel – Federn – Katze – Hund

06.) Supermarkt – Einkaufswagen –Verkäuferin – Bierflasche

07.) Nachbar – Drohne – blau – Wind – Polizei

08.) Fahrrad – Krankenhaus – Arzt – Freund – Beleuchtung

09.) Theater – weinen – Garderobe – Vorhang – Hut

10.) golden – Herbst – Sturm – Sonne – Blätter

11.) Fische – Angel – Kind – Stein – See

12.) Großvater – Zug – Zeitung – Zigarre – Taxi

13.) Fasching – Kostüme – kegeln – Verein – Schnaps

14.) Schulkamerad – Lehrer – Klassentreffen – Liebesbrief – Wochenende

Mögliche Lösungen:

In dieser Übung sind je drei bis fünf Wörter vorgegeben, die in einem Satz eingebaut werden sollen.

Bsp. Müller – Mehl – Papiersäcke
Der **Müller** füllte täglich das **Mehl** in **Papiersäcke**.

Zu 01.) Das **Profil** von meinen **Reifen** am **Auto** ist noch sehr gut.

Zu 02.) Letzte Woche habe ich mir einen neuen **schwarz**en, **elastisch**en **Gartenschlauch** bestellt.

Zu 03.) Als ich vor meiner **Hütte Holz** hackte, habe ich mich mit dem **Beil** verletzt und die Wunde **blut**ete stark.

Zu 04.) Heute kam mit der **Post** mein bestelltes **Album** mit **Münzen**, dass der **Briefträger** mir persönlich überreichte.

Zu 05.) Unsere **Katze** hatte schon einen **Vogel** zwischen den Krallen und die **Federn** sind geflogen, aber glücklicherweise kam unser **Hund** dazu und die Katze ließ vom Vogel ab.

Zu 06.) Beim Einkaufen ist mir im **Supermarkt** eine volle **Bierflasche** aus dem **Einkaufswagen** gefallen und die **Verkäuferin** schimpfte lautstark mit mir.

Zu 07.) Die **Drohne** von unserem Enkel flog bei **blau**em Himmel und starkem **Wind** leider zu unserem **Nachbar**, der sofort die **Polizei** anrief.

Zu 08.) Die Beleuchtung an meinem **Fahrrad** viel aus, ich stürzte und ein **Freund** brachte mich sofort ins **Krankenhaus** wo mich der diensthabende **Arzt** schon in Empfang nahm.

Zu 09.) Nachdem der **Vorhang** im **Theater** gefallen war, ging ich zur **Garderobe** um meinen **Hut** abzuholen und ich musste **weinen**, weil er nicht aufzufinden war.

Zu 10.) Der **Sturm** hatte sich gelegt, etliche **Blätter** sind dabei gefallen und die **Sonne** trug zu einem sprichwörtlichen **golden**en **Herbst** bei.

Zu 11.) Ich setzte mich mit meinem **Kind** auf einen **Stein** am **See** und holte die **Angel** heraus um **Fische** zu fangen.

Zu 12.) Als mein **Großvater** mit dem **Zug** zu Besuch kam, kaufte er sich noch schnell eine **Zeitung** und eine **Zigarre** bevor er in das bestellte **Taxi** stieg.

Zu 13.) Mit unserem **Verein** gehen wir jedes Jahr zum **Fasching kegeln**, ziehen unsere **Kostüme** an, packen den **Schnaps** ein und freuen uns immer riesig auf diesen Tag.

Zu 14.) Am letzten **Wochenende** hatte uns unser damaliger **Lehrer** zu einem **Klassentreffen** eingeladen, an dem mir mein ehemaliger **Schulkamerad** einen **Liebesbrief** zeigte den er damals von einer Mitschülerin bekam.

Was fehlt hier?

Drehen Sie das Arbeitsblatt und sehen Sie sich die fünf Bilder auf der linken Seite genau an! Dann decken Sie die linke Seite mit einem Blatt ab und überlegen, was auf der rechten Seite fehlt.

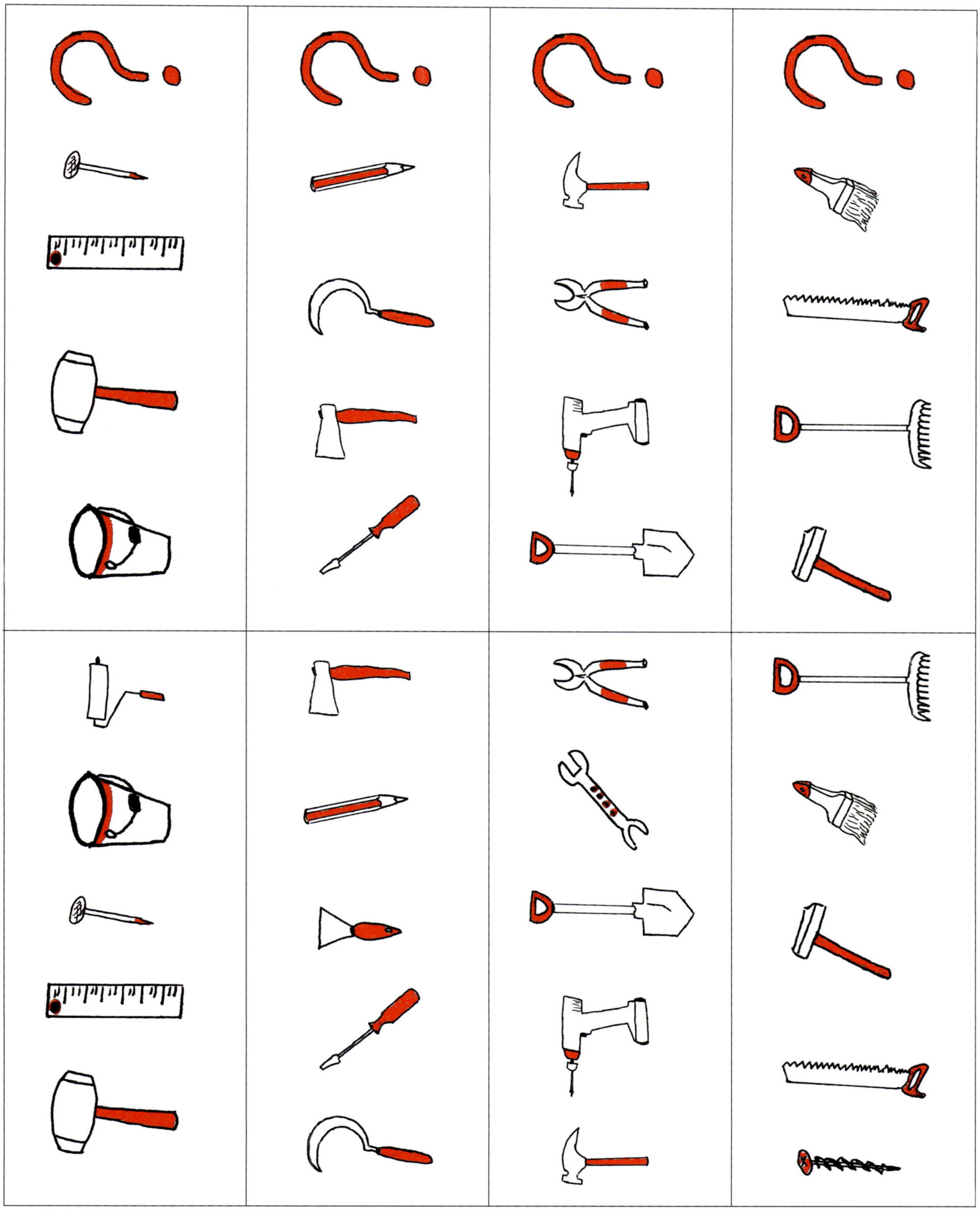

Lösung:

Drehen Sie das Arbeitsblatt und sehen Sie sich die fünf Bilder auf der linken Seite genau an! Dann decken Sie die linke Seite mit einem Blatt ab und überlegen, was auf der rechten Seite fehlt.

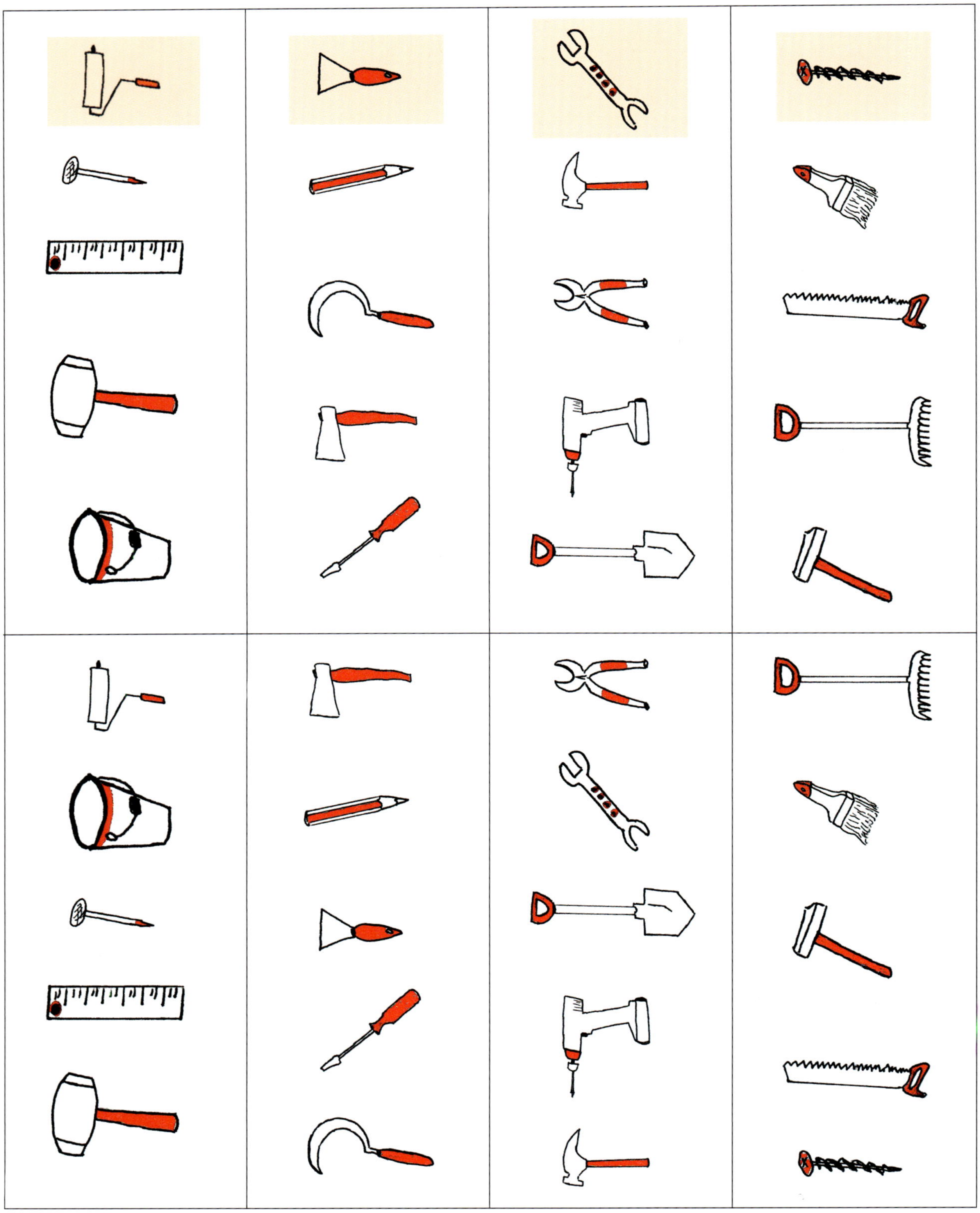

Schuppen aufräumen

O weh, o weh, im Laufe der Zeit hat sich vieles im Schuppen angesammelt.
Helfen Sie mir, wieder Ordnung hereinzubringen.
Sortieren Sie die Geräte und Materialien und finden Sie Überbegriffe denen Sie alles zuordnen können.

Folgende Gegenstände befinden sich im Schuppen:

Farbe Beil Rechen Pinsel

Raspel Fuchsschwanz Verlängerungskabel

Tapeziertisch Bohrmaschine

Hobel Kleister

Schraubzwinge Winkelschleifer

Rasenmäher Astschere Gießkanne

Spaten Tapete Wasserschlauch Strompüfer

Über-begriffe	Küchen-geräte				
Geräte und Materialien	*Töpfe*				
Geräte und Materialien	*Geschirr*				
Geräte und Materialien	*Besteck*				
Geräte und Materialien	*Backformen*				
Geräte und Materialien	*Pfannen*				

Lösung:

O weh, o weh, im Laufe der Zeit hat sich vieles im Schuppen angesammelt.
Helfen Sie mir, wieder Ordnung hereinzubringen.
Sortieren Sie die Geräte und Materialien und finden Sie Überbegriffe denen Sie alles zuordnen können.

Folgende Gegenstände befinden sich im Schuppen:

Farbe
Beil
Rechen
Pinsel
Verlängerungskabel
Raspel
Fuchsschwanz
Tapeziertisch
Bohrmaschine
Hobel
Kleister
Schraubzwinge
Winkelschleifer
Rasenmäher
Astschere
Gießkanne
Spaten
Tapete
Wasserschlauch
Stromprüfer

Über-begriffe	Küchen-geräte	Garten-geräte	Elektro-geräte	Maler-arbeiten	Holz-bearbeitung
Geräte und Materialien	Töpfe	Rechen	Rasenmäher	Tapete	Beil
Geräte und Materialien	Geschirr	Spaten	Stromprüfer	Kleister	Fuchs-schwanz
Geräte und Materialien	Besteck	Astschere	Verlänge-rungskabel	Farbe	Hobel
Geräte und Materialien	Backformen	Gießkanne	Winkel-schleifer	Pinsel	Schraub-zwinge
Geräte und Materialien	Pfannen	Wasser-schlauch	Bohr-maschine	Tapezier-tisch	Raspel

Untertitel suchen

Seien Sie kreativ und suchen Sie interessante Untertitel für folgende Fotos!

1

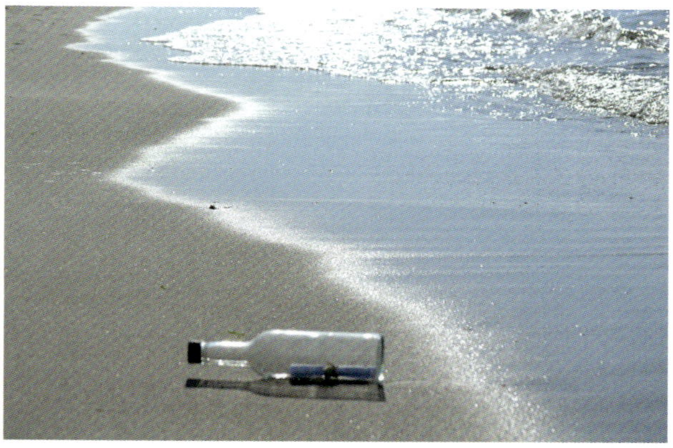

....

2

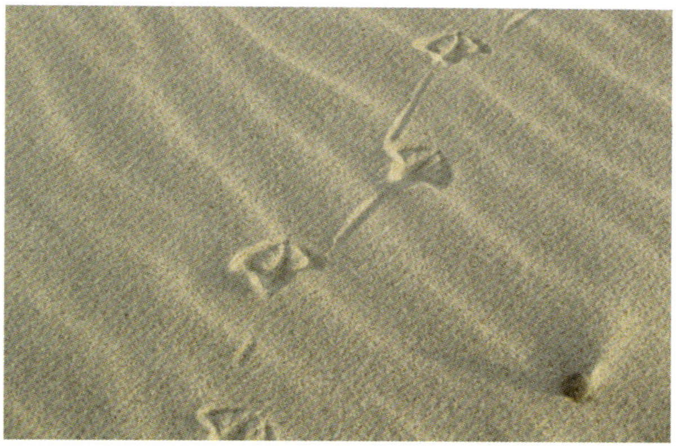

....

3

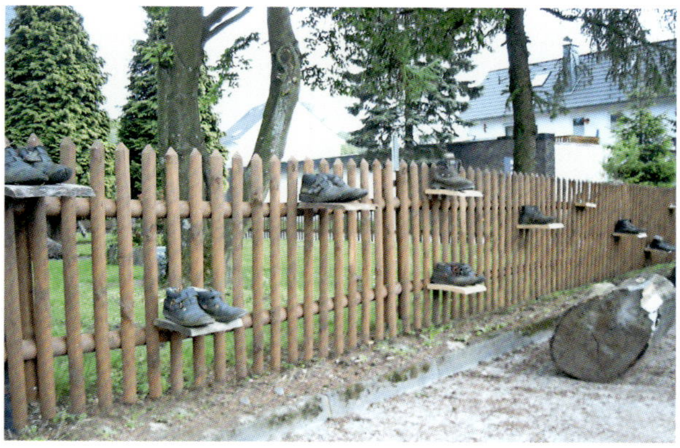

....

4

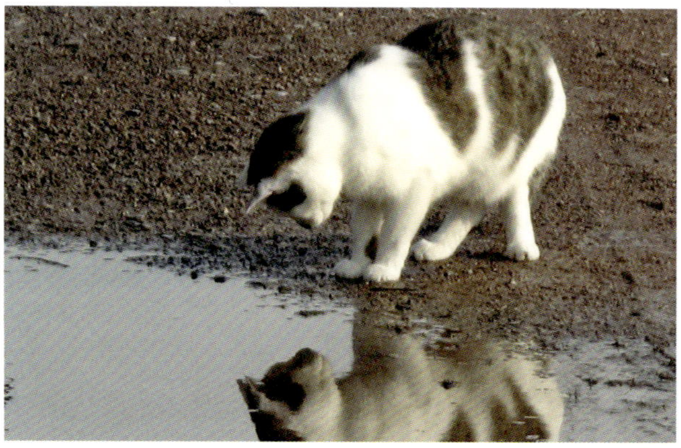

....

5

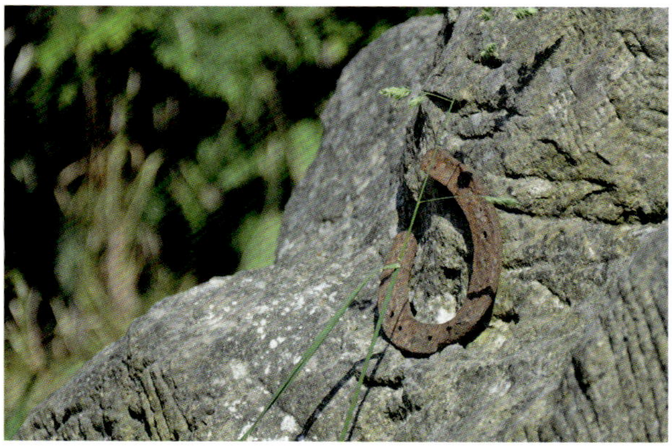

....

6

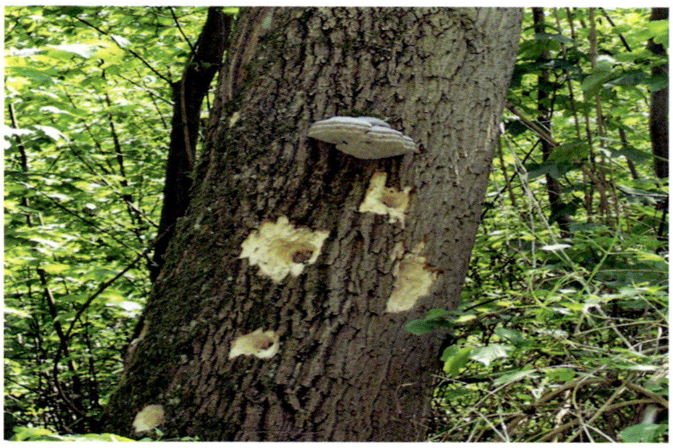

....

Mögliche Lösungen:

Seien Sie kreativ und suchen Sie interessante Untertitel für folgende Fotos!

1

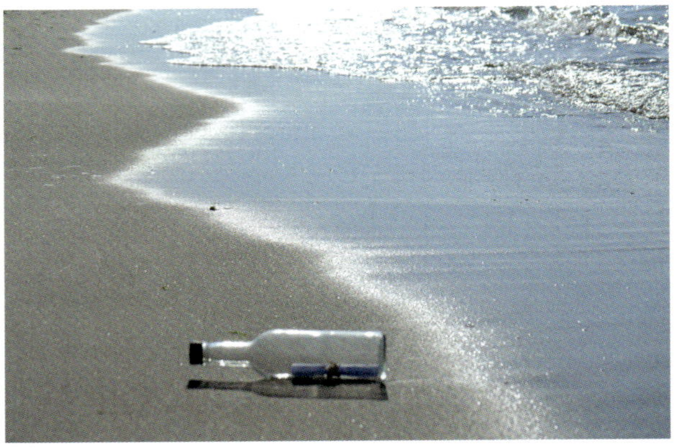

Mein neuer Arbeitsvertrag ist angekommen.

2

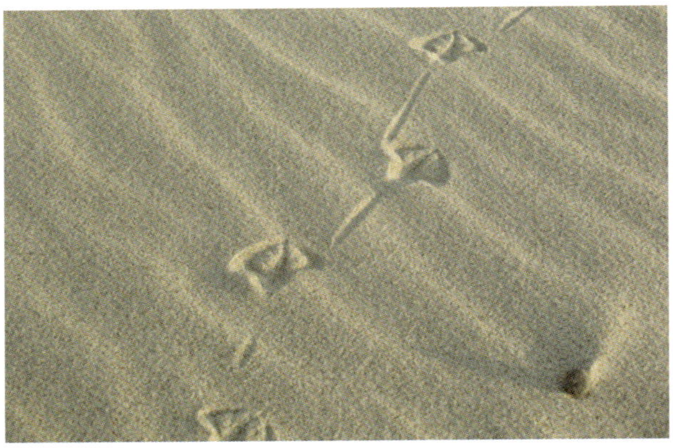

Die Marsmenschen sind am Strand gelandet.

3

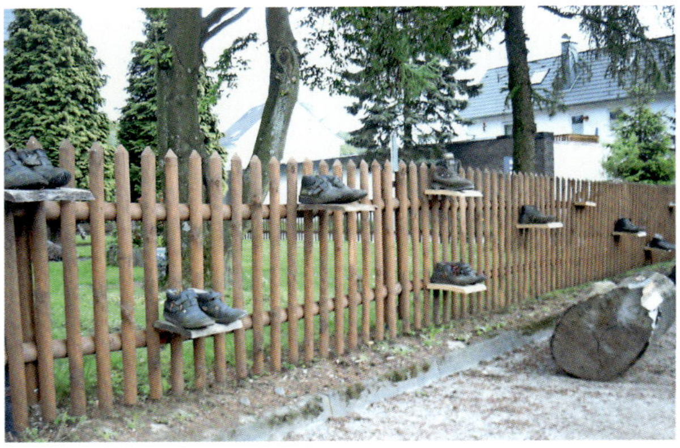

Angebote aus dem Winterschlussverkauf.

4

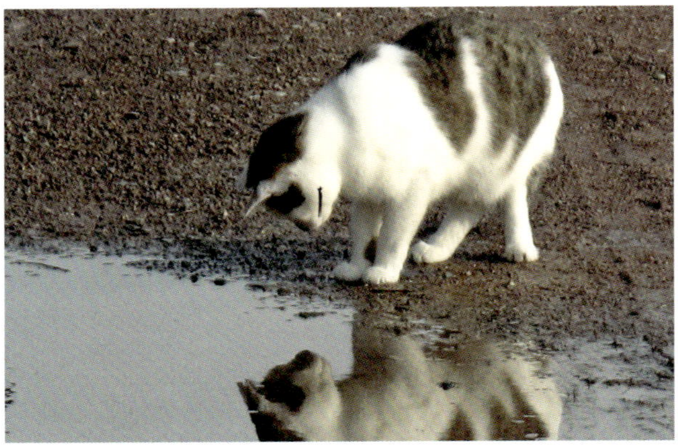

Spieglein, Spieglein an der Wand ...

5

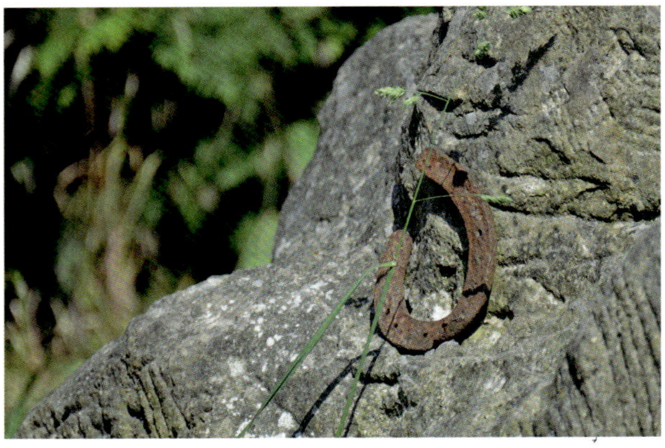

Hier wurde das Glück in Stein gefasst.

6

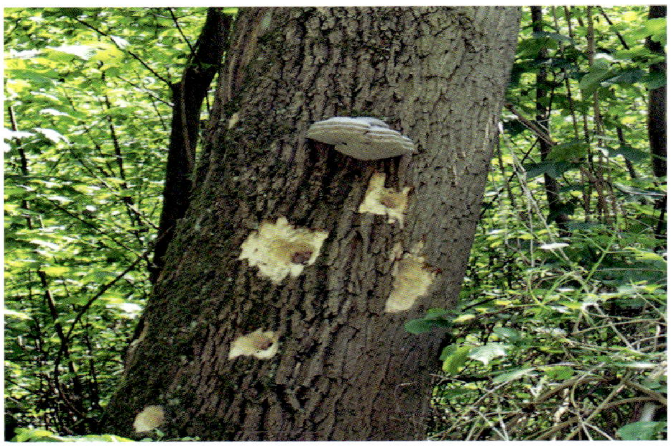

Einen Versuch habe ich noch.

Fragen aus dem täglichen Leben

Viele Gegenstände die wir zum täglichen Leben benutzen sind mit Kennzeichnungen versehen. Leider schauen wir uns diese Dinge oft nicht so genau an und wissen nicht was sie bedeuten.

Versuchen Sie folgende Fragen zu beantworten!

1. Welche Kennzeichnungen befinden sich auf manchen Weinkorken?
2. Welche Daten befinden sich zum Beispiel auf einem Briefmarkenstempel?
3. Verpackte Lebensmittel haben eine Kennzeichnung. Wissen Sie, welche Informationen sich darauf befinden?
4. Welche Daten sind auf unserer Krankenkassenkarte aufgedruckt?
5. Was ist eine ISBN-Nummer?
6. Warum werden Wäschesymbole an unseren Kleidungsstücken angebracht und kennen Sie welche?
7. Welches Zeichen muss sich in Deutschland auf allen Elektrogeräten befinden?
8. Um Radio und Fernsehen zu empfangen gibt es neue Standards. Wie heißen diese?
9. Welche Plakette muss ein Kraftfahrzeug besitzen, wenn es am Straßenverkehr teilnimmt?
10. Welche Bedeutung hat das Symbol bzw. der Aufdruck „Blauer Engel“?
11. In welchen Maßeinheiten wird Strom, Gas und Wasser abgelesen?
12. Welche Energieeffizienz sollte zum Beispiel ein Kühlschrank, eine Waschmaschine oder Wäschetrockner haben?
13. Was wurde einheitlich für alle Bundesländer ab dem Jahr 2021 gesetzlich für die Installation in allen Wohnbereichen festgelegt?
14. Um den Energieverbrauch zu reduzieren wurden die klassischen Glühlampen verboten und durch LED-Leuchtmittel ersetzt. Dadurch hat sich der Energieverbrauch in Watt deutlich verringert.
    Wissen Sie, wieviel Watt eine LED-Lampe haben muss, wenn Sie eine defekte 60 Watt Glühlampe ersetzen wollen?
15. In Kinder- und Babyspielzeug aus Plastik sind verschiedene gesundheitlich schädigende Inhaltsstoffe. Auf welche Stoffe sollten Sie bei einem Kauf besonders achten?
16. Unsere Bekleidungs- und Heimtextilien sind aus verschiedenen Materialien hergestellt. Wissen Sie, aus welchen Materialien Ihre Textilien hergestellt wurden?

Mögliche Antworten:

Viele Gegenstände die wir zum täglichen Leben benutzen sind mit Kennzeichnungen versehen. Leider schauen wir uns diese Dinge oft nicht so genau an und wissen nicht was sie bedeuten.

Versuchen Sie folgende Fragen zu beantworten!

Zu 1. Auf Getränkekorken ist oft der Hersteller und die Herkunft aufgedruckt oder eingebrannt – auch Korkbrand genannt.

Zu 2. Die Briefmarke auf einem Poststück wird durch einen Stempel der den Ort, das Datum der Aufgabe und die Uhrzeit dokumentiert, entwertet.

Zu 3. Auf verpackten Lebensmitteln muss z.B. aufgeführt werden um welches Produkt es sich handelt, der Hersteller und ein Mindesthaltbarkeitsdatum oder bei leicht verderblichen Lebensmitteln muss ein Verbrauchsdatum angegeben werden.

Zu 4. Krankenkasse, Name, Vorname, Geburtsdatum, persönliche Kennnummer, Kennnummer der Karte, Kennnummer der Krankenkasse, Ablaufdatum, sowie ein Lichtbild und ein Mikroprozessor.

Zu 5. ISBN steht für „Internationale Standardbuchnummer“. Sie ist eine Kennzeichnung von Büchern und wird auf Antrag vergeben. Wenn man im deutschen Buchhandel ein Buch anbieten will, wird diese Nummer benötigt.

Zu 6. Textilpflegesymbole sind vom Hersteller empfohlene Arten der Behandlung von Textilien. Sie beinhalten zum Beispiel die Art des Waschens, Bügelns, Trocknen oder die chemische Reinigung.

Zu 7. Die „CE“-Kennzeichnung („Communauté Européenne“, der französische Begriff für „Europäische Gemeinschaft“) bürgt bei elektrischen Geräten dafür, dass sie den Sicherheits- und Gesundheitsbestimmungen entsprechen. Nur mit diesem Zeichen, dürfen die Geräte in den Verkehr gebracht und benutzt werden.

Zu 8. *Radio:* Digital Radio DAB (Digital Audio Broadcasting).
Fernsehen: Digitaler Fernsehempfang über Kabel, Satellit, Digital-Receiver oder DVB (Digital Video Broadcasting).

Zu 9. Plakette zur Hauptuntersuchung (HU), die auch die Abgasuntersuchung (ASU) beinhaltet.

Zu 10. Der „Blaue Engel" ist ein in Deutschland vom Bundesumweltministerium vergebenes Umweltzeichen für besonders umweltschonende Produkte.

Zu 11. Strom wird in Kilowattstunden (kWh), Gas in Kubikmetern (m^3) und Wasser In Kubikmetern (m^3) abgelesen.

Zu 12. Unter Energieeffizienz wird die rationelle Verwendung von Energie verstanden. Es gibt Effizienzklassen von A–G, wobei A den niedrigsten Verbrauch hat.

Zu 13. Der Einbau eines Rauchwarnmelders in Wohnbereichen ist seit 2021 in allen Bundesländern gesetzliche Pflicht.

Zu 14.

Glühlampe	und	LED (Light-*emitting diode*)
40 Watt	=	6–8 Watt
60 Watt	**=**	***9–12 Watt***
75 Watt	=	13–14 Watt
100 Watt	=	18–19 Watt

Zu 15. Für „Weichmacher" z. B. gibt es in Deutschland gesetzlich festgelegte Grenzwerte.
Weichmacher können das Hormonsystem, Nieren und Leber schädigen.

Zu 16. Bekleidungs- und Heimtextilien werden aus Naturfasern z. B. Wolle, Baumwolle, Seide, Leinen und Hanf sowie aus Chemiefasern z. B. Polyester, Polyacryl und Polyamid und anorganischen Stoffen z. B. Metallfasern und Glasfasern herstellt.

Chinesische Zahlzeichen

Möchten Sie die Zahlen von 1–10 lernen?
Dann schreiben Sie jetzt bitte die chinesischen Zahlzeichen mehrfach ab!

1	一	
2	二	
3	三	
4	四	
5	五	
6	六	
7	七	
8	八	
9	九	
10	十	

Decken Sie nun die obere Seite ab und versuchen Sie die Zahlenkombination im unteren Feld mehrfach auf Chinesisch zu schreiben!

2 7 8 9	
1 5 6 3	
4 8 2 7	
9 3 6 1	

Ein Tipp!
Schreiben Sie doch eine Geheimnummer (PIN) auf Chinesisch!

Spielkartenreihe suchen

Suchen Sie so schnell wie möglich die gleiche Bildfolge von Spielkarten!

Wie oft wiederholt sich diese Spielkartenreihe in der folgenden Übung?

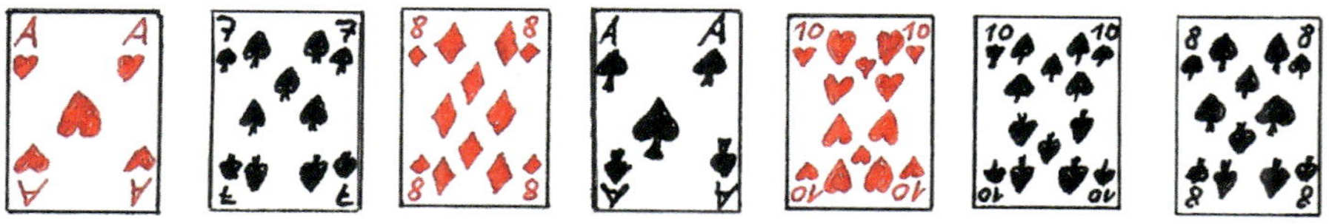

Lösung: 5 x

Suchen Sie so schnell wie möglich die gleiche Bildfolge von Spielkarten!

Wie oft wiederholt sich diese Spielkartenreihe in der folgenden Übung?

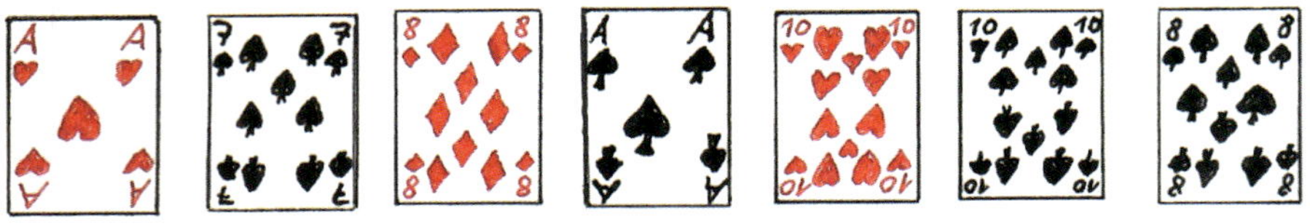

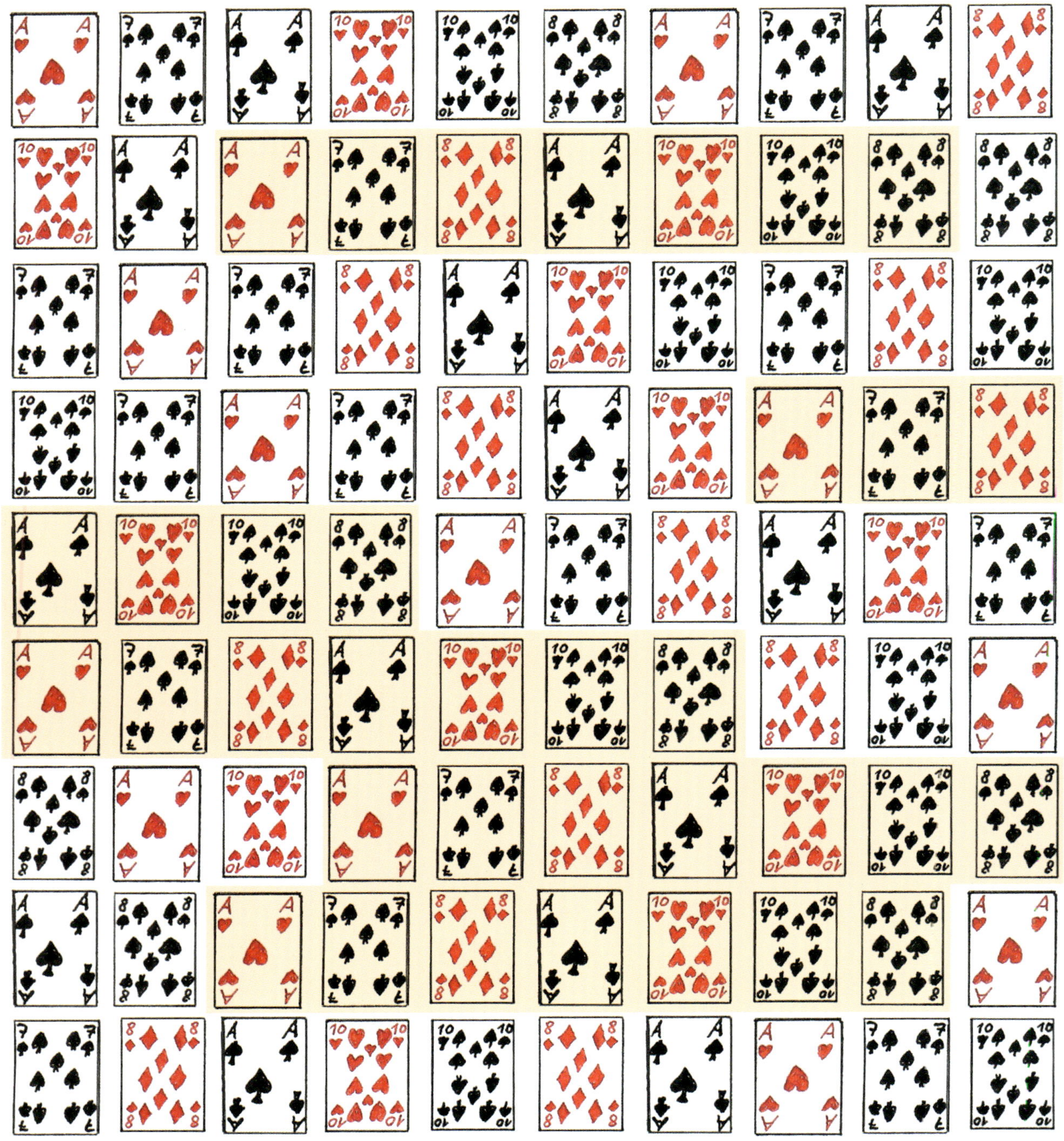

Briefmarken Dauerserien

Durch die Post werden Briefmarken zu einem bestimmten Anlass z. B. Weihnachten, Geburtstag der Maus oder von anderen berühmten Persönlichkeiten herausgegeben. Diese Sondermarken sind schnell verkauft und vergessen. Für die Sicherstellung der Frankierung verschiedenster Postsendungen gibt es jedoch Dauerserien eines bestimmten Motivs in sehr großer Auflage. Diese Dauerserien sind teilweise über viele Jahre gültig.

Aufgabe: Wann waren/sind die folgenden Briefmarken gültig?

1

2

3

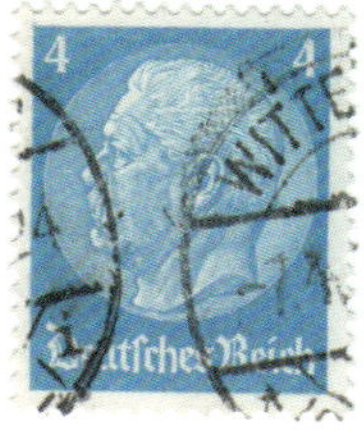

4

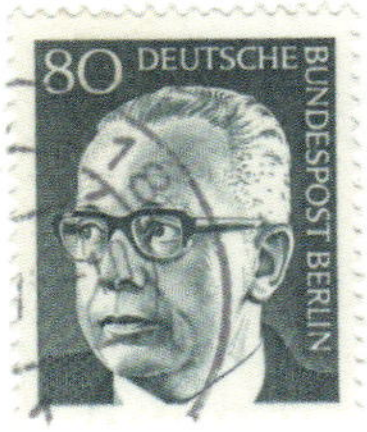

5

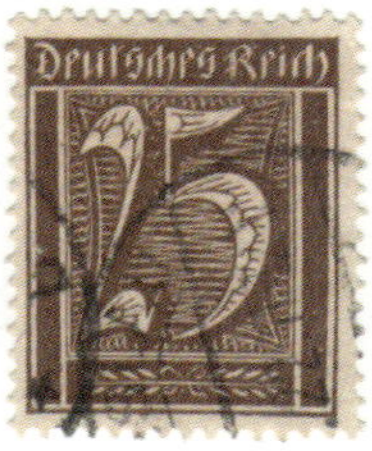

6

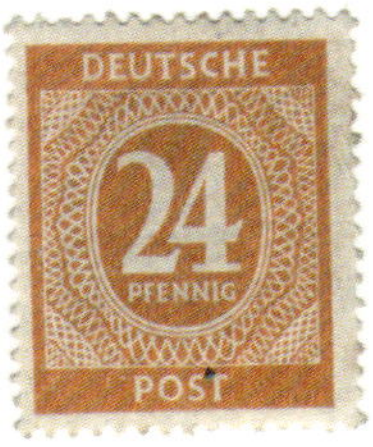

7

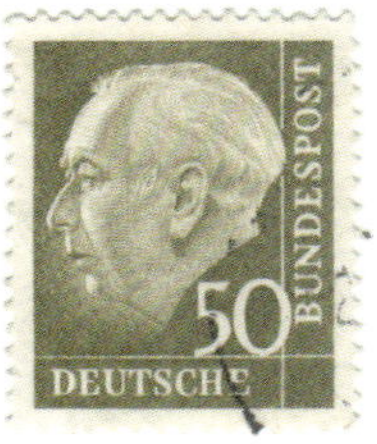

8

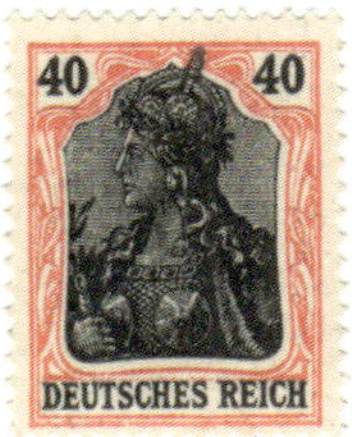

9

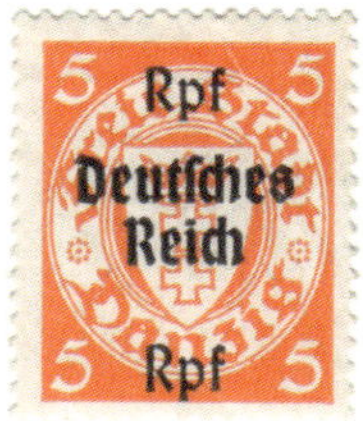

10

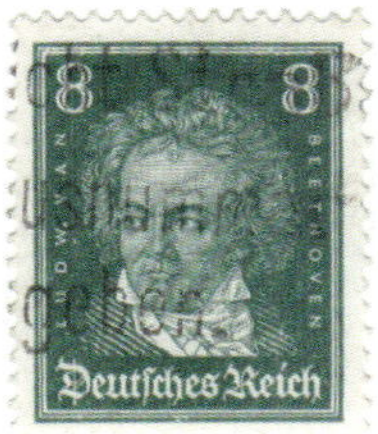

11

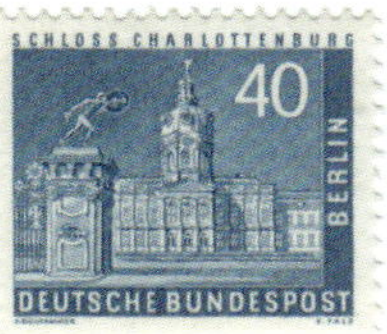

12

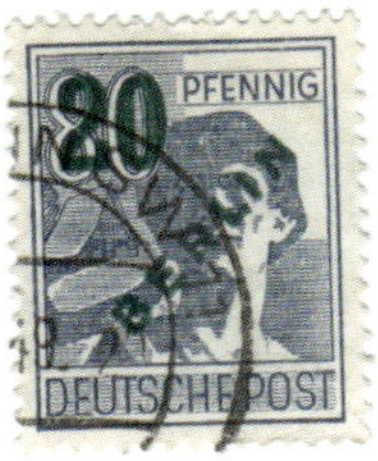

13

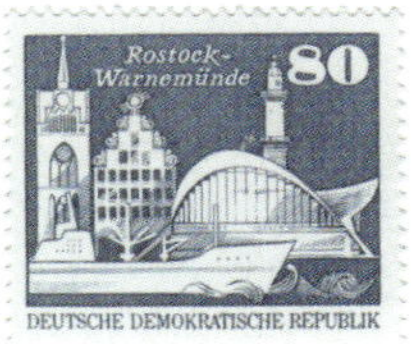

14

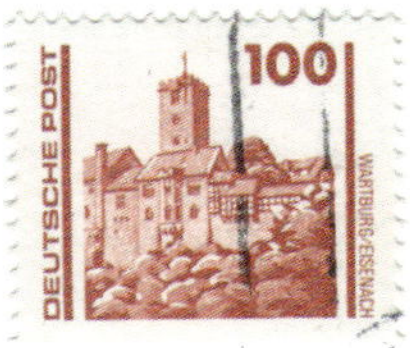

15

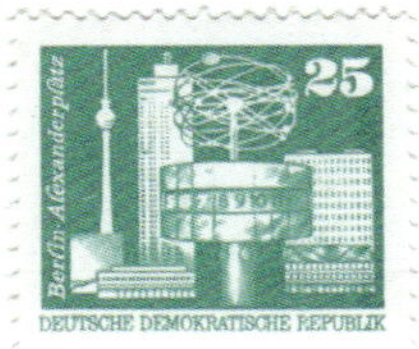

16

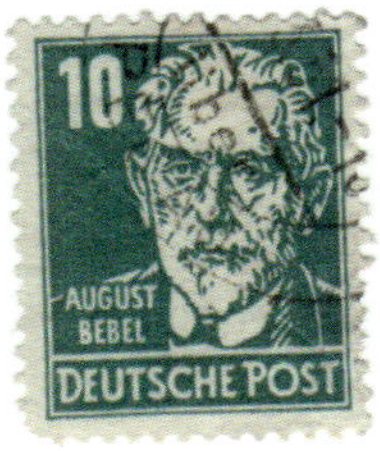

17

18

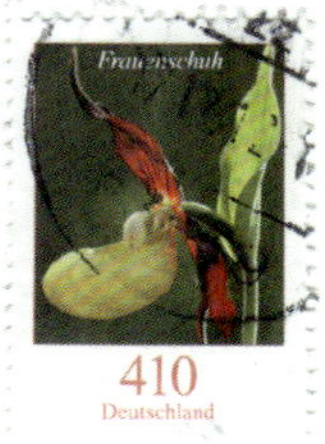

19

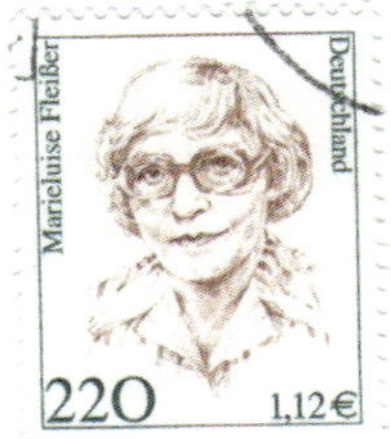

20

Lösung:

Durch die Post werden Briefmarken zu einem bestimmten Anlass z. B. Weihnachten, Geburtstag der Maus oder von anderen berühmten Persönlichkeiten herausgegeben. Diese Sondermarken sind schnell verkauft und vergessen. Für die Sicherstellung der Frankierung verschiedenster Postsendungen gibt es jedoch Dauerserien eines bestimmten Motivs in sehr großer Auflage. Diese Dauerserien sind teilweise über viele Jahre gültig.

Erscheinungszeitraum, wann die Briefmarken gültig waren/sind!

Zu 1. 7,20 € „Sehenswürdigkeiten“ von 1987–2004

Zu 2. 10 Pf. „Krone/Adler“ von 1889–1900

Zu 3. 4 Pf. „Paul von Hindenburg“ von 1932–1941

Zu 4. 80 Pf. „Bundespräsident Gustav Heinemann“ von 1970–1973

Zu 5. 25 Pf. „Ziffern“ von 1921–1922

Zu 6. 24 Pf. „I. Kontrollratsausgabe“ von 1946–1947

Zu 7. 50 Pf. „Bundespräsident Theodor Heuss“ von 1954–1957

Zu 8. 40 Pf. „Germania“ von 1900–1920

Zu 9. 5 Pf. „Danzig“ von 1939–1941

Zu 10. 8 Pf. „Berühmte Deutsche“ von 1926–1928

Zu 11. 40 Pf. „Berliner Stadtbilder“ von 1956–1963

Zu 12. 20 Pf. „Alliierte Besetzung“ von 1947–1949

Zu 13. 80 Pf. „Aufbau in der DDR“ von 1973–1974

Zu 14. 1,00 DM „Bauwerke und Denkmäler“ von nur 1990

Zu 15. 25 Pf. „Aufbau in der DDR“ von 1973–1981

Zu 16. 10 Pf. „Persönlichkeiten August Bebel“ von 1948–1953

Zu 17. 80 Pf. „Staatsratsvorsitzender Walter Ulbricht“ von 1961–1972

Zu 18. 4,10 € „Blumen“ von 2005–Heute

Zu 19. 2,20 DM/1,12 € „Frauen der deutschen Geschichte“ von 1986–2003

Zu 20. 60 Pf. „Berliner Bauten“ von 1949–1964

Brückenwörter

Die gesuchten Brückenwörter sollen jeweils so eingefügt werden, dass sich zwei neue sinnvolle Wörter ergeben. Das zu suchende Brückenwort soll am Ende des ersten und am Anfang des zweiten Wortes stehen.

Beispiel: Haus .... Schloss
Lösung: Haus **Tür** Schloss (Haustür und Türschloss)

Sollte es sprachlich erforderlich sein, kann ein zusätzlicher Buchstabe, z. B. „s" oder „n" wie bei Sonne(n)blume eingefügt werden.

1.	Briefkasten		Anhänger
2.	Reifen		Hilfe
3.	Krawatten		Streifen
4.	Modell		Schiene
5.	Sport		Karton
6.	Heim		Wagen
7.	Briefmarken		Kissen
8.	Auto		Schloss
9.	Wurst		Schüssel
10.	Pferde		Rad
11.	Geiz		Schmerzen
12.	Eisen		Schnur
13.	Zwiebel		Teller
14.	Muskel		Frühstück
15.	Koffer		Sender
16.	Zahn		Band
17.	Flugzeug		Haube
18.	Hasen		Ball

Lösung:

Die gesuchten Brückenwörter sollen jeweils so eingefügt werden, dass sich zwei neue sinnvolle Wörter ergeben. Das zu suchende Brückenwort soll am Ende des ersten und am Anfang des zweiten Wortes stehen.

Beispiel: Haus .... Schloss
Lösung: Haus Tür Schloss (Haustür und Türschloss)

Sollte es sprachlich erforderlich sein, kann ein zusätzlicher Buchstabe, z. B. „s“ oder „n“ wie bei Sonne(n)blume eingefügt werden.

1.	Briefkasten	Schlüssel	Anhänger
2.	Reifen	Panne(n)	Hilfe
3.	Krawatten	Nadel	Streifen
4.	Modell	Eisenbahn	Schiene
5.	Sport	Schuh	Karton
6.	Heim	Leiter	Wagen
7.	Briefmarken	Stempel	Kissen
8.	Auto	Tür	Schloss
9.	Wurst	Salat	Schüssel
10.	Pferde	Wagen	Rad
11.	Geiz	Hals	Schmerzen
12.	Eisen	Hut	Schnur
13.	Zwiebel	Kuchen	Teller
14.	Muskel	Kater	Frühstück
15.	Koffer	Radio	Sender
16.	Zahn	Hals	Band
17.	Flugzeug	Motor	Haube
18.	Hasen	Fuß	Ball

Räumungsverkauf

Herr Lorenz hat beschlossen, sich neue Kleidung zu kaufen. Und welch ein Glück, ein Herrenausstatter in seiner Gegend hat heute in der Zeitung inseriert, „Räumungsverkauf und 25 % Preisnachlass auf alle Artikel“.
Herr Lorenz will sich eine Hose, eine Jacke, ein Hemd und ein T-Shirt kaufen.

Aufgabe:
Ermitteln Sie den Kaufpreis den Herr Lorenz für die Kleidungsstücke bezahlen muss, die er sich herausgesucht hat. An den Kleidungsstücken befindet sich der alte Verkaufspreis von dem Sie nun jeweils die 25 % abziehen müssen.

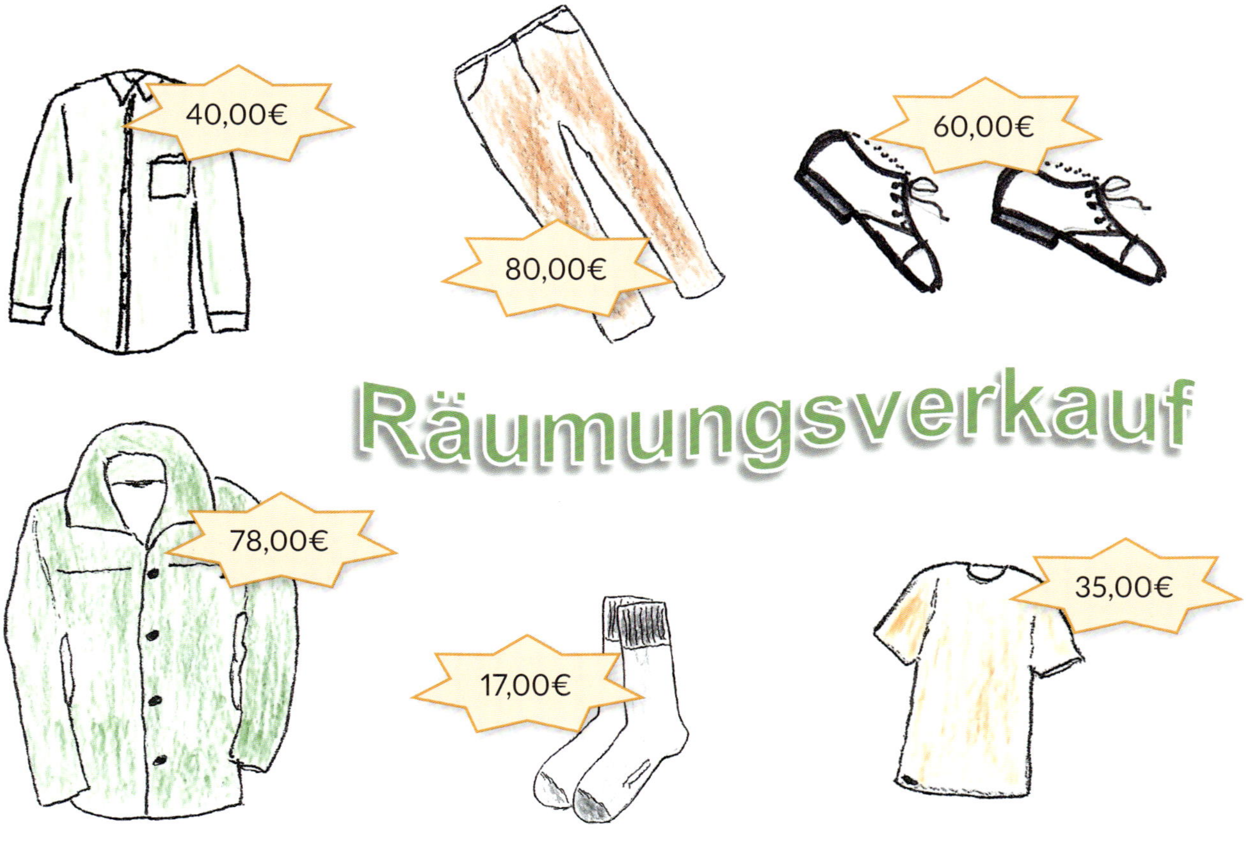

1. Wieviel Euro muss Herr Lorenz bezahlen …
   a. für die Hose .... €
   b. für die Jacke .... €
   c. für das Hemd .... €
   d. für das T-Shirt .... €
   Gesamtsumme: .... €

2. Wieviel Euro hat Herr Lorenz gegenüber dem alten Verkaufspreis gespart?
   .... €

Lösung:

Herr Lorenz hat beschlossen, sich neue Kleidung zu kaufen. Und welch ein Glück, ein Herrenausstatter in seiner Gegend hat heute in der Zeitung inseriert, „Räumungsverkauf und 25 % Preisnachlass auf alle Artikel".
Herr Lorenz will sich eine Hose, eine Jacke, ein Hemd und ein T-Shirt kaufen.

Aufgabe:
Ermitteln Sie den Kaufpreis den Herr Lorenz für die Kleidungsstücke bezahlen muss, die er sich herausgesucht hat. An den Kleidungsstücken befindet sich der alte Verkaufspreis von dem Sie nun jeweils die 25 % abziehen müssen.

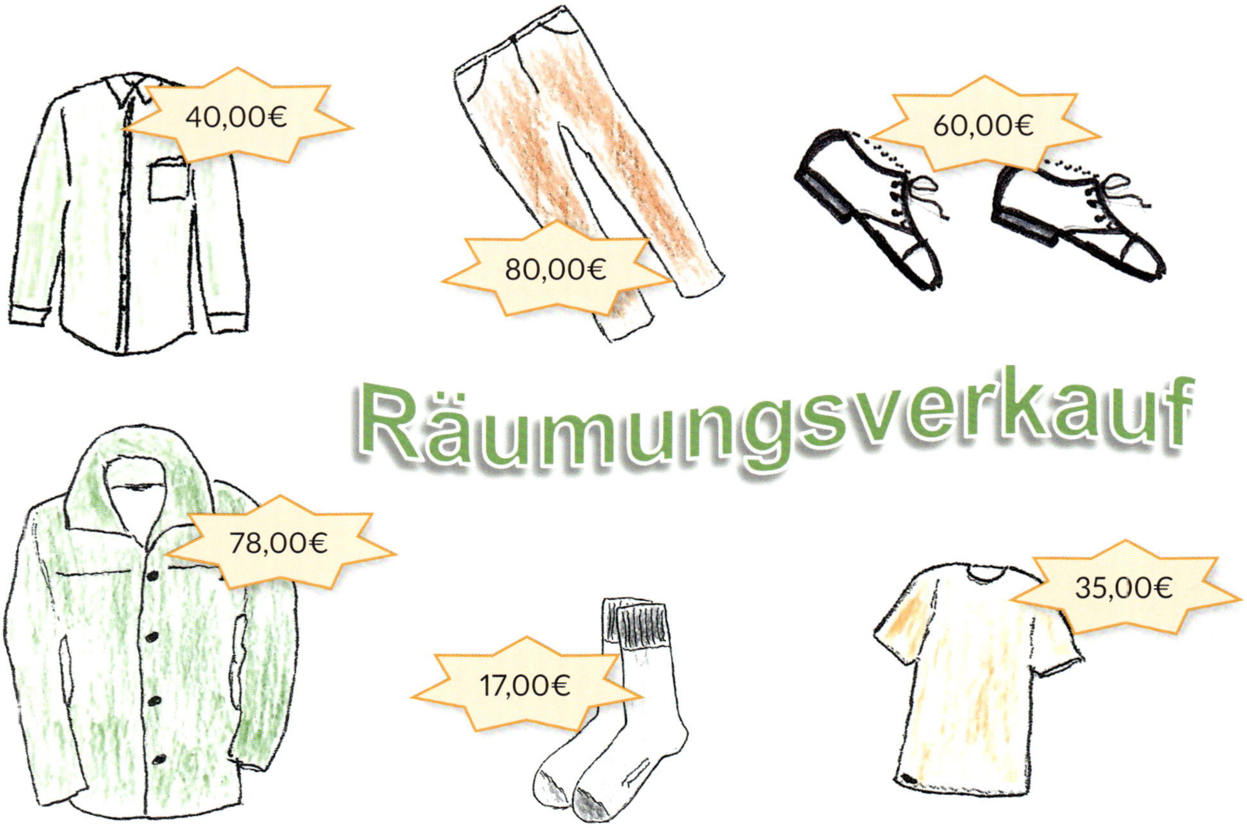

1. Wieviel Euro muss Herr Lorenz bezahlen ...

a. für die Hose	60,00 €	(0,80 x 25 = 20,00) (80,00–20,00 = 60,00)
b. für die Jacke	58,50 €	(0,78 x 25 = 19,50) (78,00–19,50 = 58,50)
c. für das Hemd	30,00 €	(0,40 x 25 = 10,00) (40,00–10,00 = 30,00)
d. für das T-Shirt	26,25 €	(0,35 x 25 = 8,75) (35,00–8,75 = 26,25)
Gesamtsumme:	174,75 €	

2. Wieviel Euro hat Herr Lorenz gegenüber dem alten Verkaufspreis gespart?
   58,25 € (233,00 alter Preis – 174,75 neuer Preis = 58,25 Differenz)

Blatt 1 – Münzen und ihre Bundesländer

Kennen Sie sich mit den deutschen Münzen aus?

Ordnen Sie bitte die Bundesländer und die historischen Bauwerke den „2 Euro-Münzen“ zu!

<table>
<tr>
<td>1
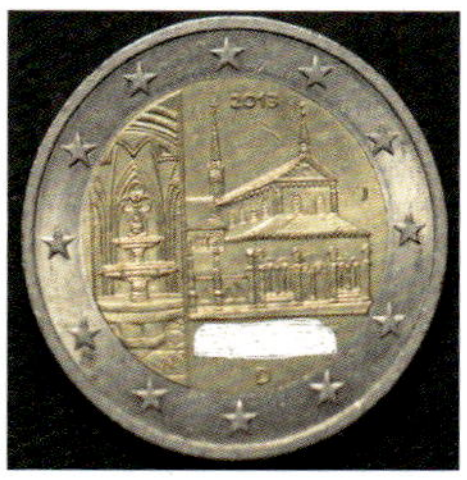</td>
<td>Bundesland:
....
Sehenswürdigkeit:
......................................</td>
<td>2
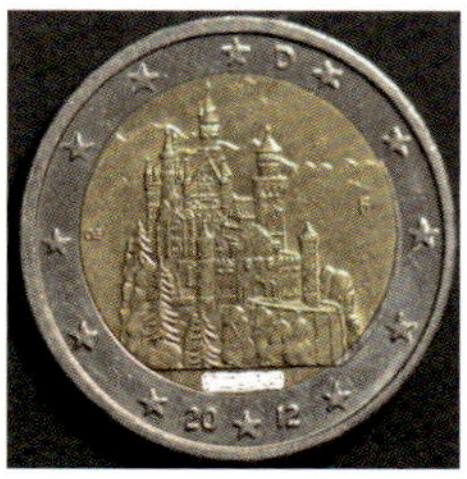</td>
<td>Bundesland:
....
Sehenswürdigkeit:
......................................</td>
</tr>
<tr>
<td>3
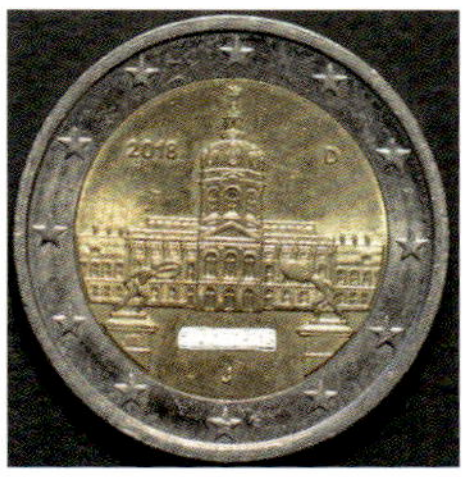</td>
<td>Bundesland:
....
Sehenswürdigkeit:
......................................</td>
<td>4
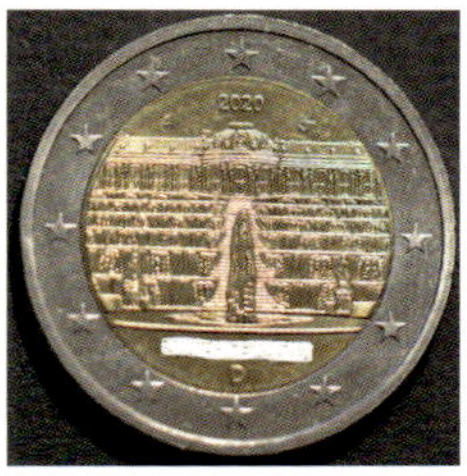</td>
<td>Bundesland:
....
Sehenswürdigkeit:
......................................</td>
</tr>
<tr>
<td>5
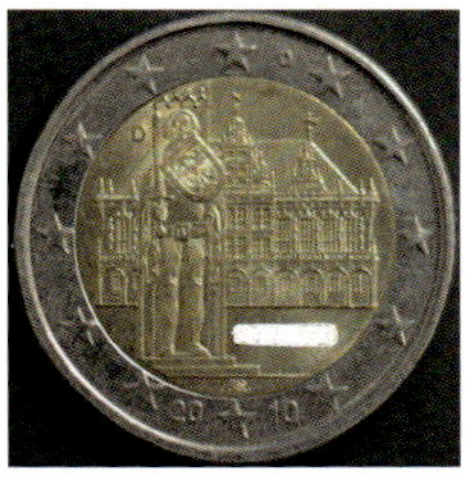</td>
<td>Bundesland:
....
Sehenswürdigkeit:
......................................</td>
<td>6
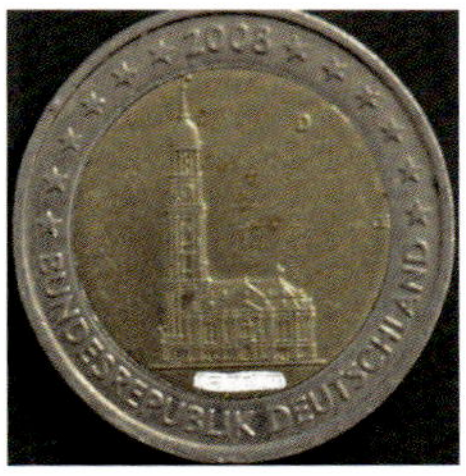</td>
<td>Bundesland:
....
Sehenswürdigkeit:
......................................</td>
</tr>
</table>

Bundesländer:
Brandenburg – Bremen – Baden-Württemberg – Bayern – Hamburg – Berlin

hist. Bauwerke:
Schloss Charlottenburg – Kloster Maulbrunn – Sankt-Michaelis-Kirche – Rathaus und Roland – Schloss Neuschwanstein – Schloss Sanssouci

Lösung:

Kennen Sie sich mit den deutschen Münzen aus?

Ordnen Sie bitte die Bundesländer und die historischen Bauwerke den „2 Euro-Münzen“ zu!

1 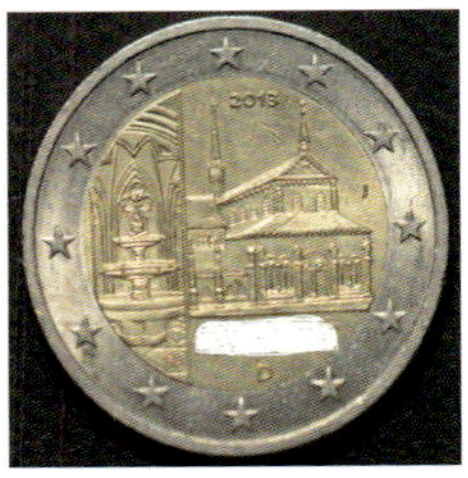 Bundesland: Baden-Württemberg Sehenswürdigkeit: Kloster Maulbronn	2  Bundesland: Bayern Sehenswürdigkeit: Schloss Neuschwanstein
3 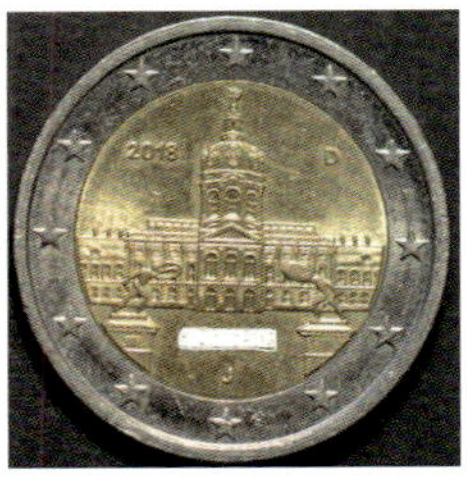 Bundesland: Berlin Sehenswürdigkeit: Schloss Charlottenburg	4 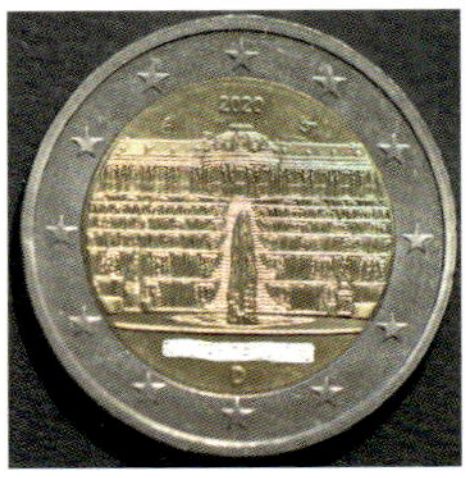 Bundesland: Brandenburg Sehenswürdigkeit: Schloss Sanssouci
5 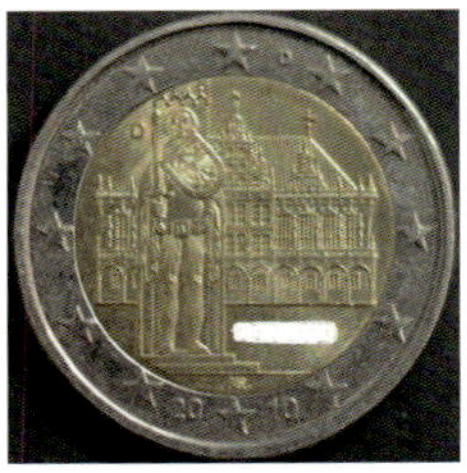 Bundesland: Bremen Sehenswürdigkeit: Rathaus und Roland	6 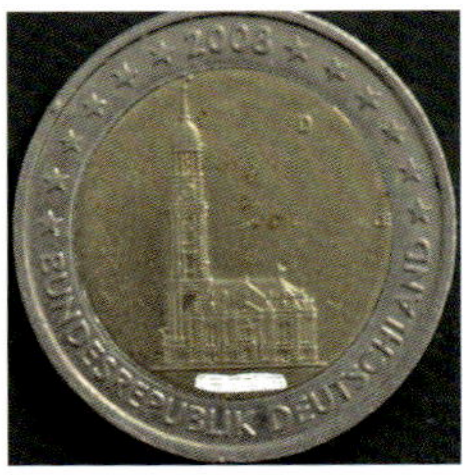 Bundesland: Hamburg Sehenswürdigkeit: Sankt-Michaelis-Kirche

Bundesländer:
Brandenburg – Bremen – Baden-Württemberg – Bayern – Hamburg – Berlin

hist. Bauwerke:
Schloss Charlottenburg – Kloster Maulbrunn – Sankt-Michaelis-Kirche – Rathaus und Roland – Schloss Neuschwanstein – Schloss Sanssouci

Blatt 2 – Münzen und ihre Bundesländer

Kennen Sie sich mit den deutschen Münzen aus?

Ordnen Sie bitte die Bundesländer und die historischen Bauwerke den „2 Euro-Münzen“ zu!

1 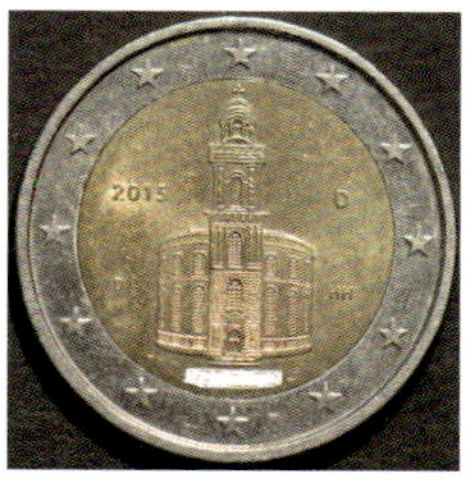 Bundesland: .... Sehenswürdigkeit:	**2** 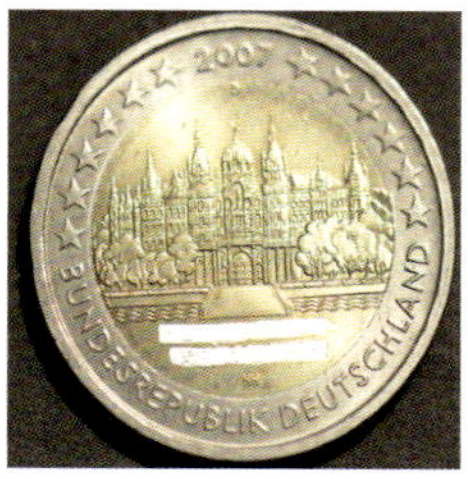 Bundesland: .... Sehenswürdigkeit: ....
3 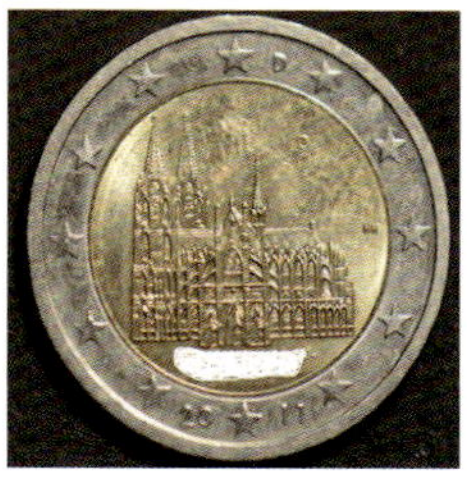 Bundesland: .... Sehenswürdigkeit:	**4** 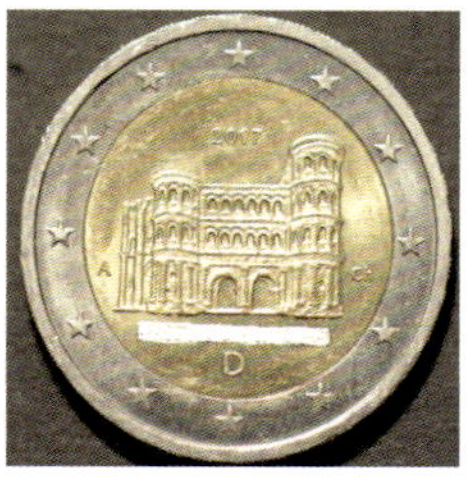 Bundesland: .... Sehenswürdigkeit: ....
5 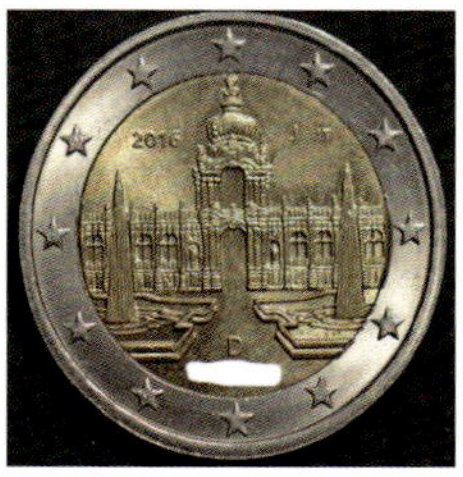 Bundesland: .... Sehenswürdigkeit:	**6** 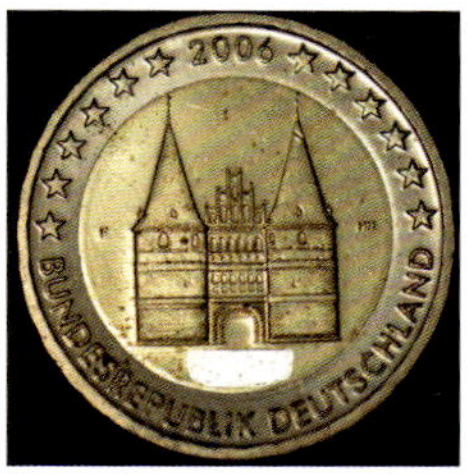 Bundesland: .... Sehenswürdigkeit: ....

Bundesländer:
Rheinland-Pfalz – Sachsen – Hessen – Schleswig-Holstein – Nordrhein-Westfalen – Mecklenburg-Vorpommern

hist. Bauwerke:
Dresdner Zwinger – Holstentor – Schweriner Schloss – Frankfurter Paulskirche – Porta Nigra – Kölner Dom

Lösung:

Kennen Sie sich mit den deutschen Münzen aus?

Ordnen Sie bitte die Bundesländer und die historischen Bauwerke den „2 Euro-Münzen“ zu!

1 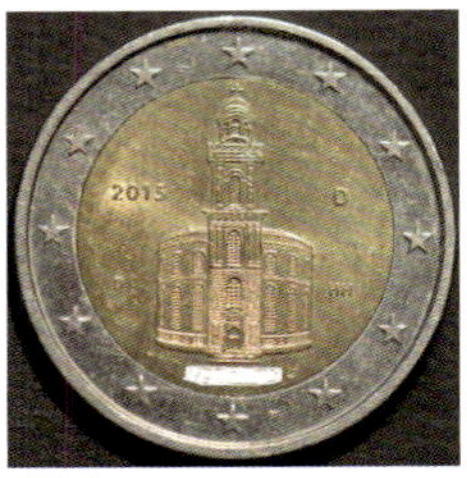 Bundesland: **Hessen** Sehenswürdigkeit: **Frankfurter Paulskirche**	2 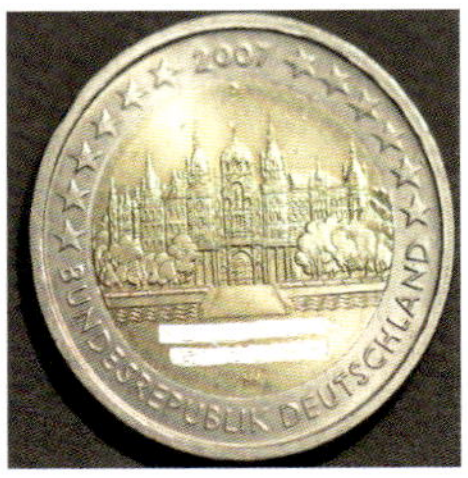 Bundesland: **Mecklenburg-Vorpommern** Sehenswürdigkeit: **Schweriner Schloss**
3 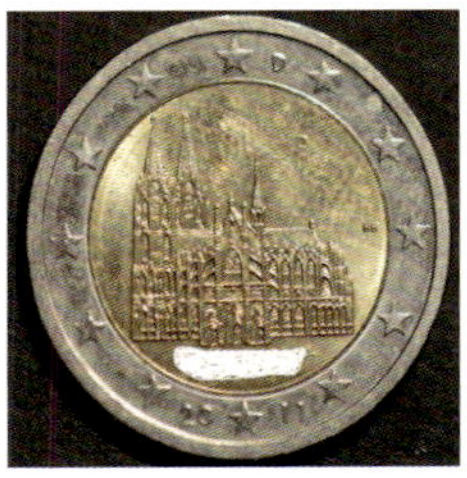 Bundesland: **Nordrhein-Westfalen** Sehenswürdigkeit: **Kölner Dom**	4 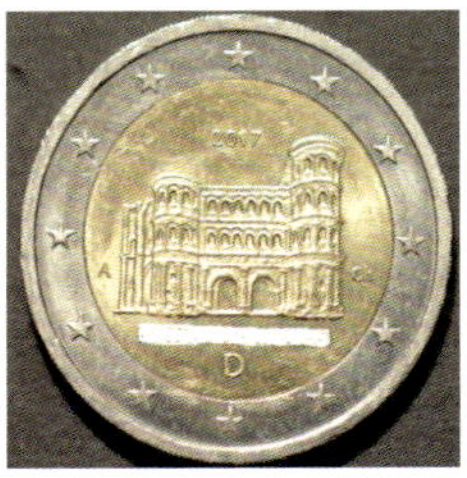 Bundesland: **Rheinland-Pfalz** Sehenswürdigkeit: **Porta Nigra**
5 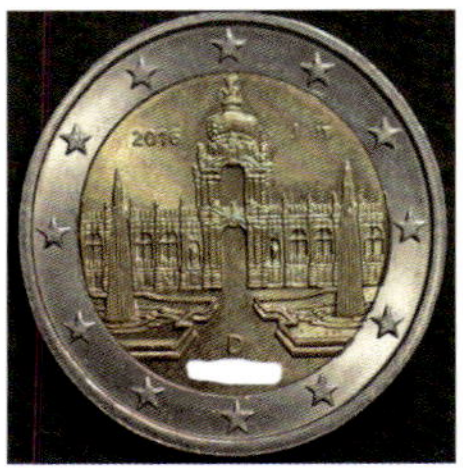 Bundesland: **Sachsen** Sehenswürdigkeit: **Dresdner Zwinger**	6 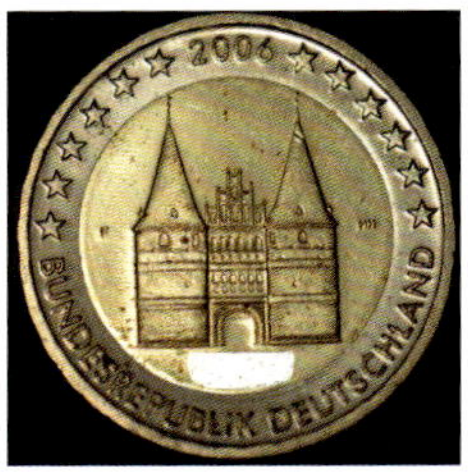 Bundesland: **Schleswig-Holstein** Sehenswürdigkeit: **Holstentor**

Bundesländer:
Rheinland-Pfalz – Sachsen – Hessen – Schleswig-Holstein – Nordrhein-Westfalen – Mecklenburg-Vorpommern

hist. Bauwerke:
Dresdner Zwinger – Holstentor – Schweriner Schloss – Frankfurter Paulskirche – Porta Nigra – Kölner Dom

Wie spät ist es?

Versuchen Sie die gespiegelten Uhrzeiten abzulesen!

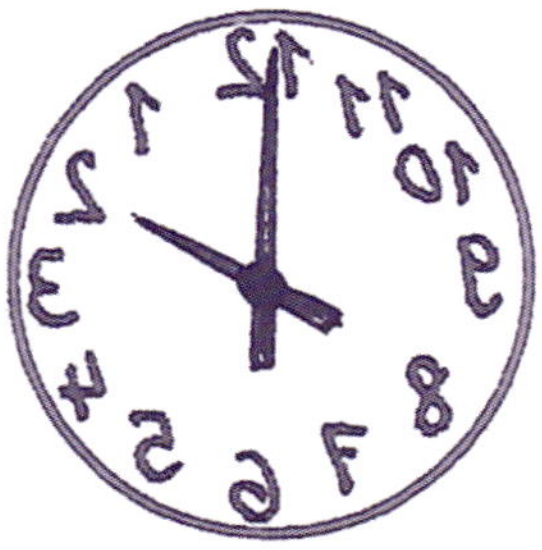

A = ...

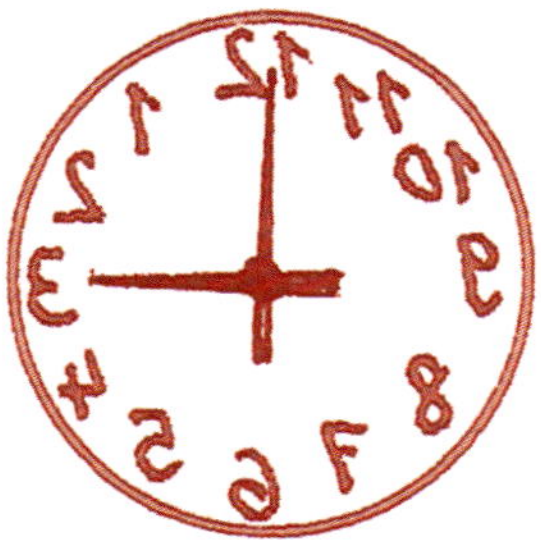

B = ...

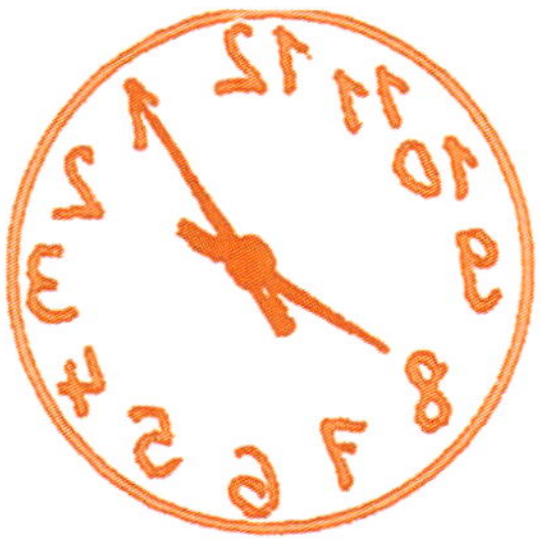

C = ...

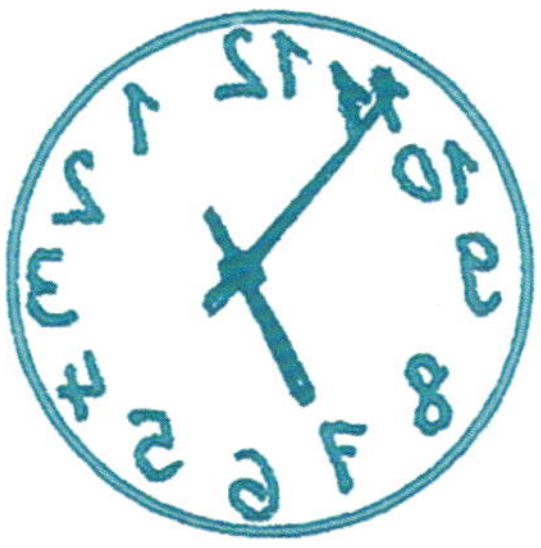

D = ...

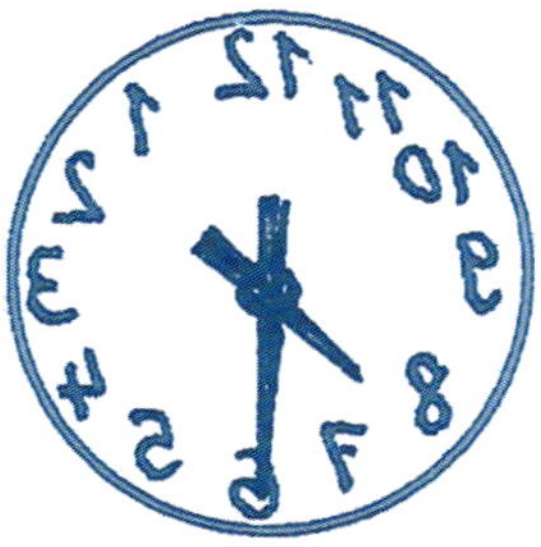

E = ...

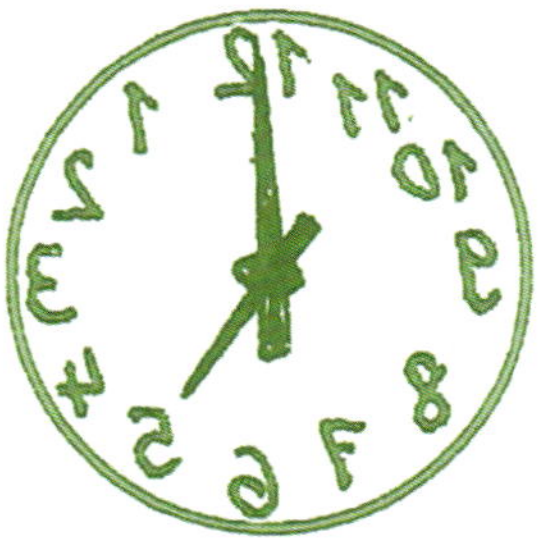

F = ...

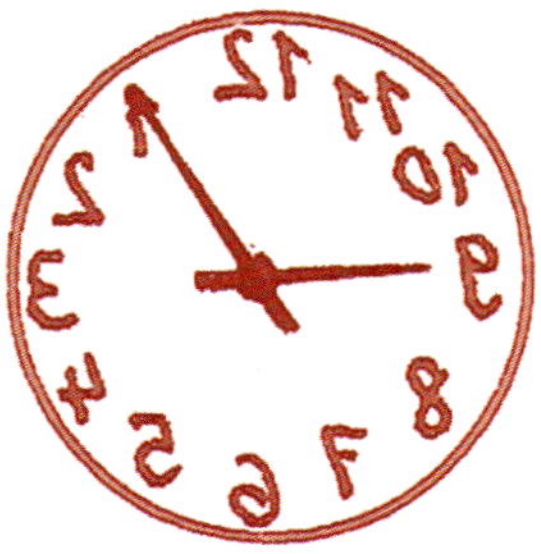

G = ...

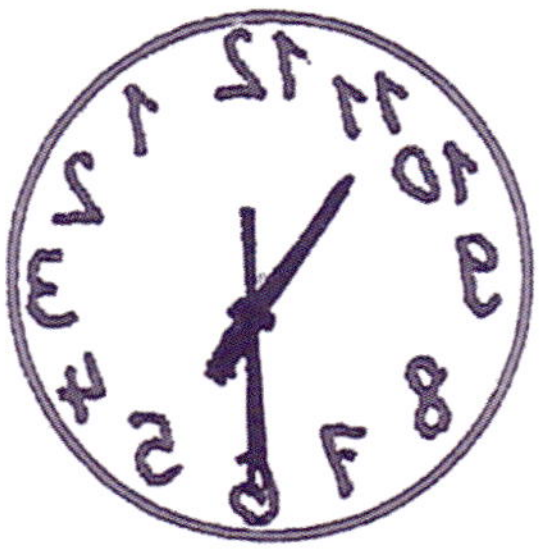

H = ...

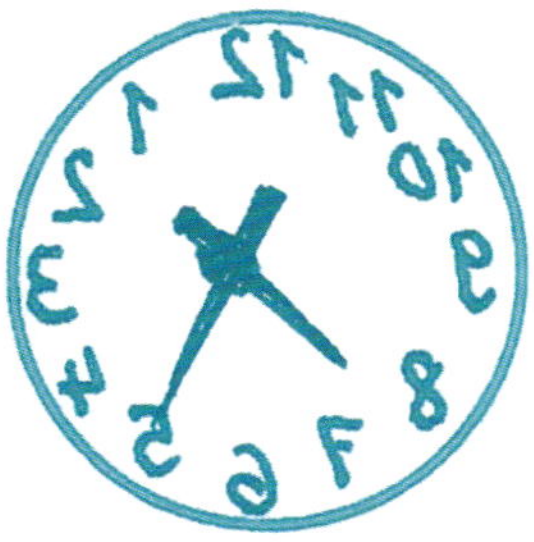

I = ...

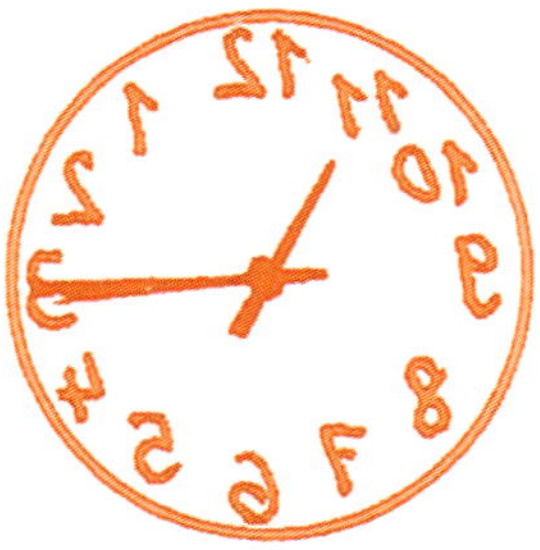

J = ...

Lösung:

Versuchen Sie die gespiegelten Uhrzeiten abzulesen!

A = 2:00 Uhr

B = 3:00 Uhr

C = 8:05 Uhr

D = 6:55 Uhr

E = 7:30 Uhr

F = 5:00 Uhr

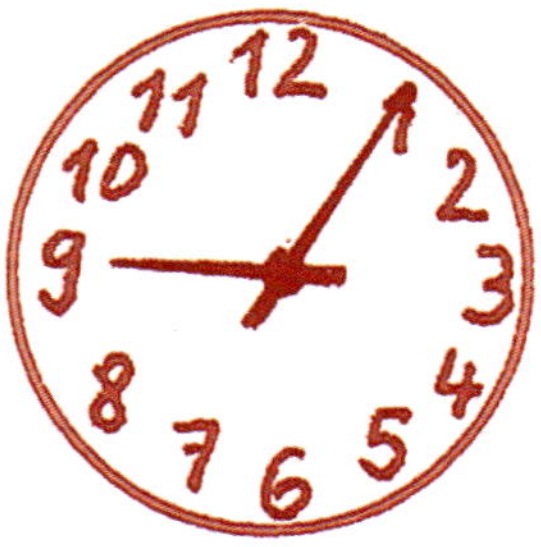

G = 9:05 Uhr

H = 10:30 Uhr

I = 7:25 Uhr

J = 11:15 Uhr

Druckfehler

Bei dieser Briefmarkenreihe ist leider ein Fehldruck dabei.
Bitte suchen Sie diesen!

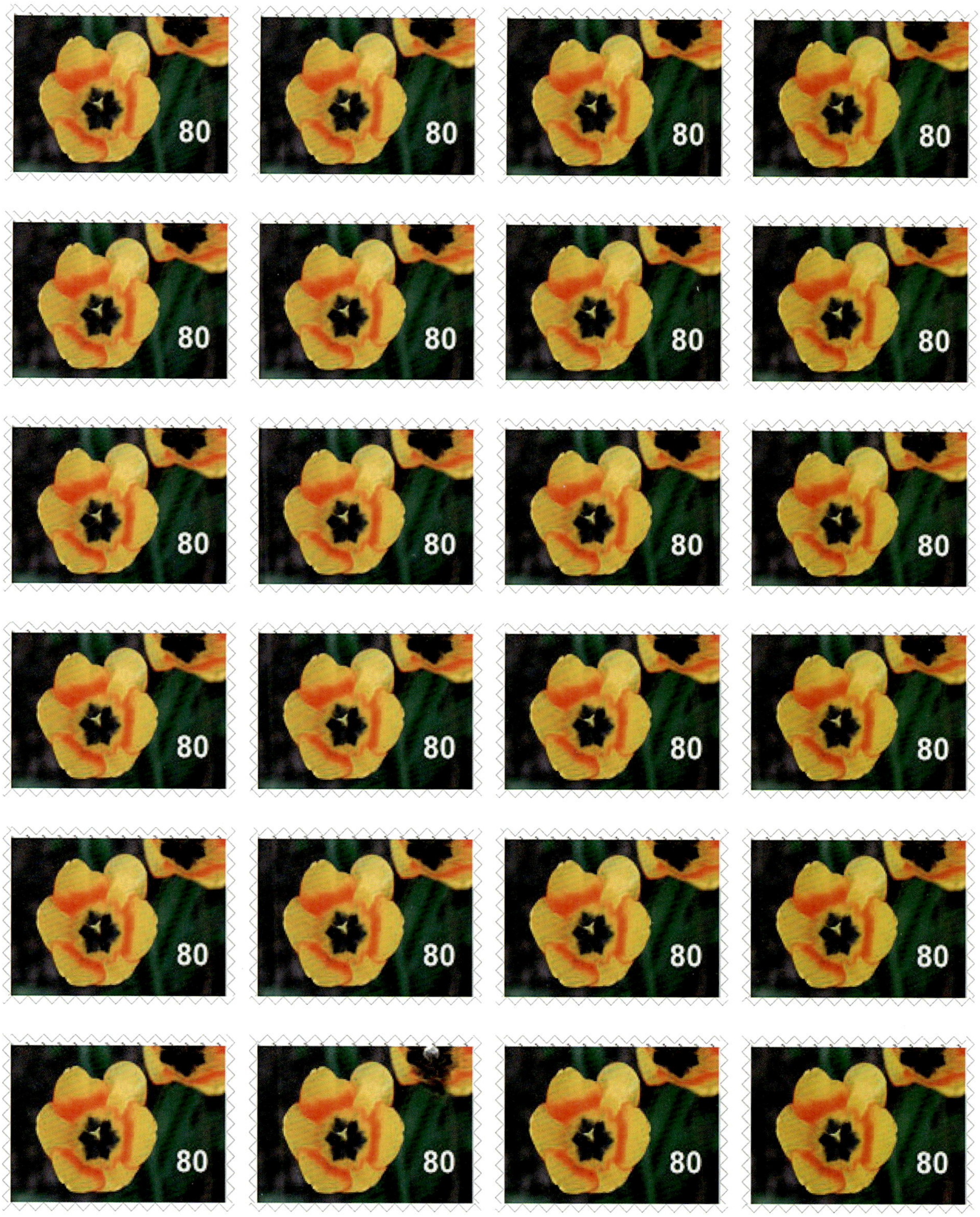

Lösung:

Bei dieser Briefmarkenreihe ist leider ein Fehldruck dabei.
Bitte suchen Sie diesen!

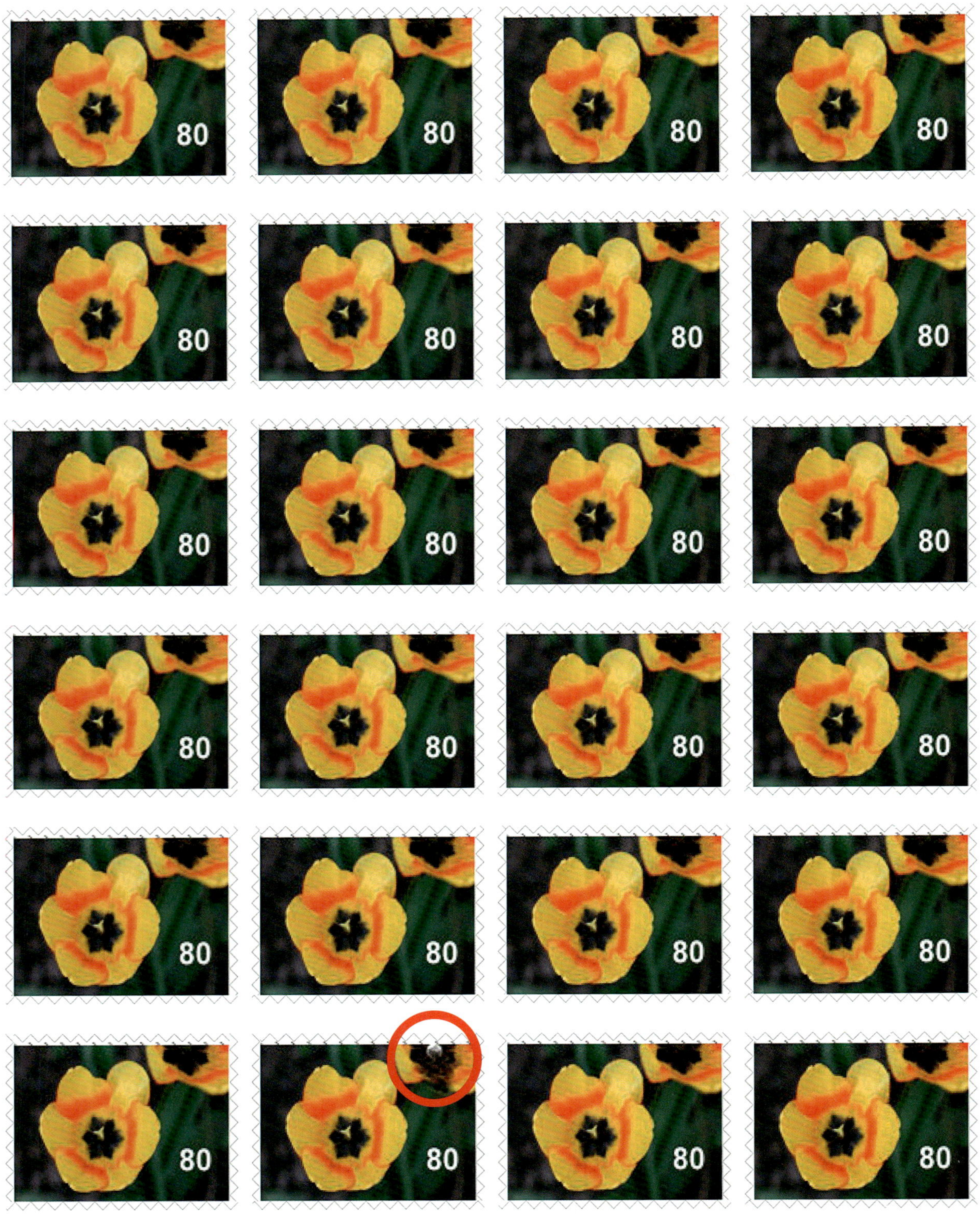

Die Höhe der Berge

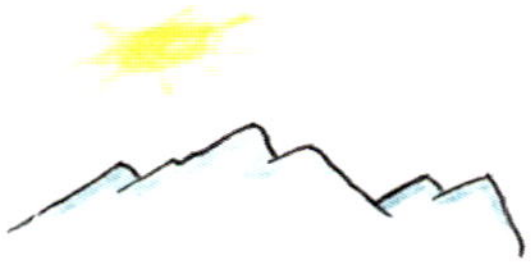

Entscheiden Sie sich für eine der drei Antworten!

Welche Höhe hat der/die …

Brocken (Harz)	A)	835	Meter
	B)	1350	Meter
	C)	1441	Meter
Feldberg (Schwarzwald)	A)	1174	Meter
	B)	1493	Meter
	C)	996	Meter
Geiersberg (Spessart)	A)	586	Meter
	B)	435	Meter
	C)	817	Meter
Katzenbuckel (Odenwald)	A)	490	Meter
	B)	880	Meter
	C)	626	Meter
Zugspitze (Alpen)	A)	1820	Meter
	B)	2962	Meter
	C)	2435	Meter
Wasserkuppe (Rhön)	A)	620	Meter
	B)	950	Meter
	C)	1150	Meter
Fichtelberg (Erzgebirge)	A)	1215	Meter
	B)	895	Meter
	C)	1489	Meter

Lösung:

Entscheiden Sie sich für eine der drei Antworten!

Welche Höhe hat der/die ...

Brocken (Harz)	A)	835	Meter
	B)	1350	Meter
	C)	**1441**	**Meter**
Feldberg (Schwarzwald)	A)	1174	Meter
	B)	**1493**	**Meter**
	C)	996	Meter
Geiersberg (Spessart)	**A)**	**586**	**Meter**
	B)	435	Meter
	C)	817	Meter
Katzenbuckel (Odenwald)	A)	490	Meter
	B)	880	Meter
	C)	**626**	**Meter**
Zugspitze (Alpen)	A)	1820	Meter
	B)	**2962**	**Meter**
	C)	2435	Meter
Wasserkuppe (Rhön)	A)	620	Meter
	B)	**950**	**Meter**
	C)	1150	Meter
Fichtelberg (Erzgebirge)	**A)**	**1215**	**Meter**
	B)	895	Meter
	C)	1489	Meter

Pflanzen Puzzle

Bitte diese Seite kopieren, die Puzzleteile ausschneiden und zu einem Bild zusammenfügen!

Die Lösung finden Sie auf der nächsten Seite.

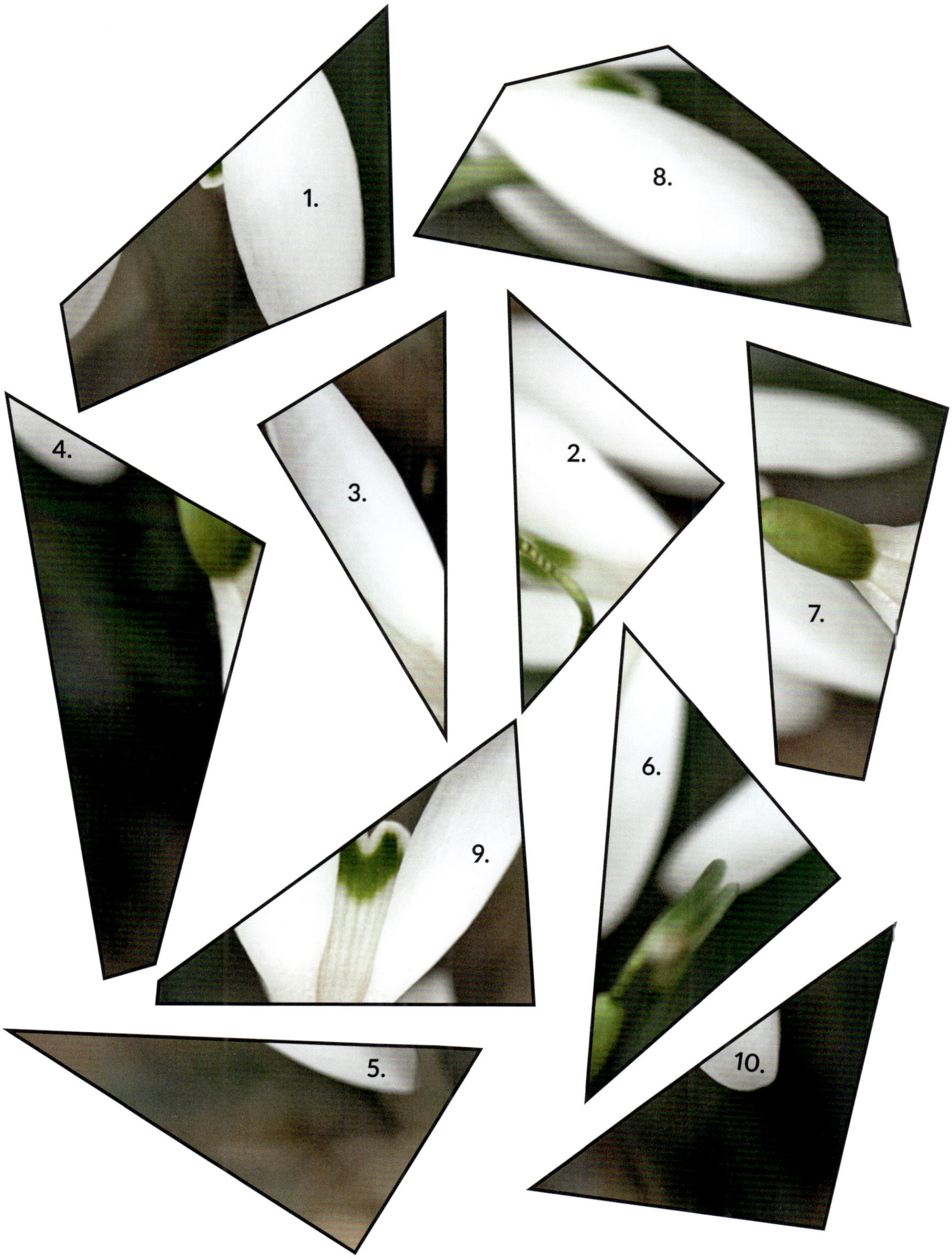

Lösung: Schneeglöckchen

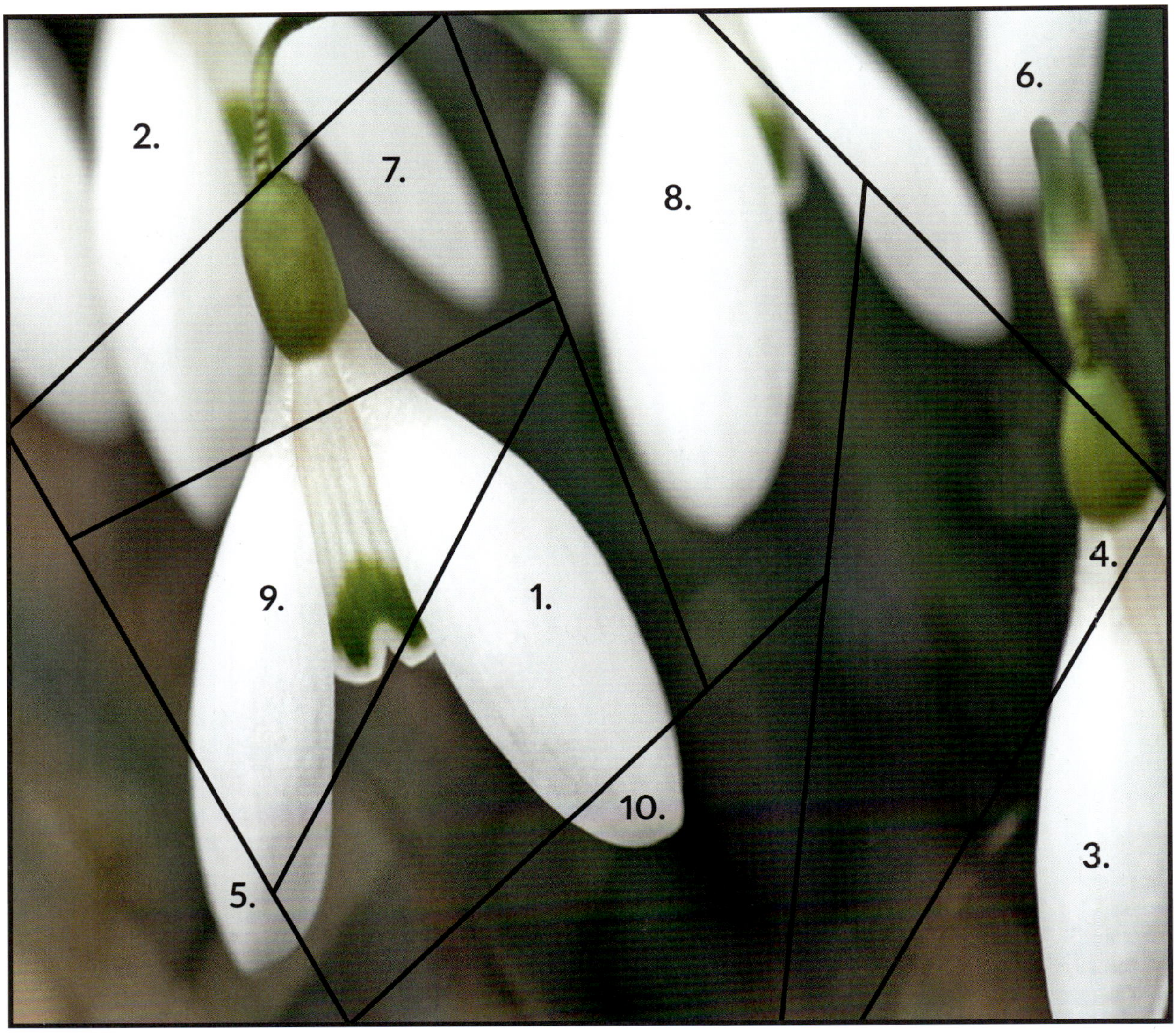

Linie nachzeichnen

Zeichnen Sie bitte einmal mit der rechten und einmal mit der linken Hand diese Linie nach!

Wenn möglich ohne abzusetzen!

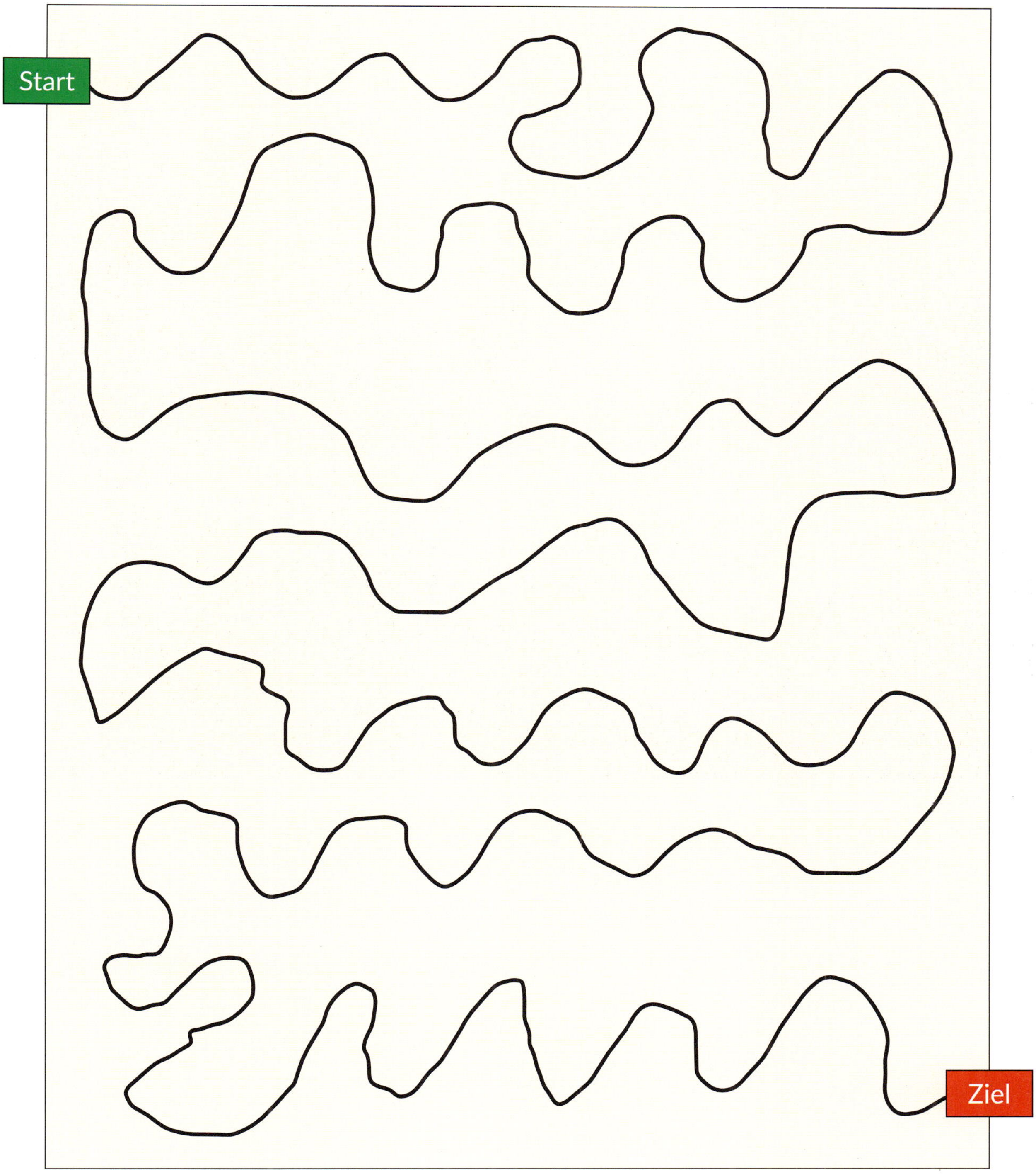

Herr Hutter und seine Bienen

Versuchen Sie beim Lesen dieser Geschichte die Bilder in Wörter umzuwandeln!

Herr 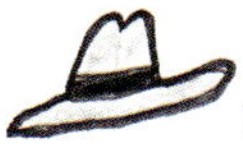 ter und sOne  n.

Herr 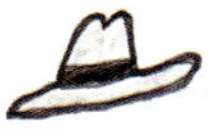 ter ist erst kürzlich in R 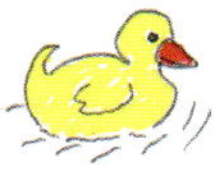 gegangen. BO sOner AbschiedsfOO hatte er sOnen Kollegen erzählt, dass er nun endlich sOnem Stecken 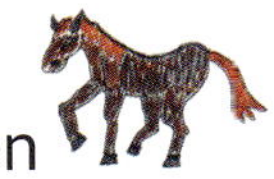 nachgehen kann und sich bald  n ansch 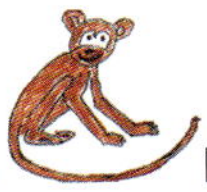 n werde. Neben sOnem Garten 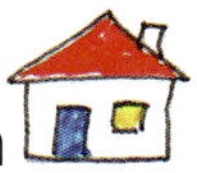 hat er noch Onen Grünst 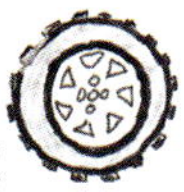 der ideal für die  nbe 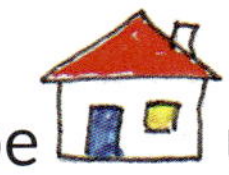 ungen wäre und er könnte sie immer beob  en.

Vor 3 Jahren hatte er schon damit begonnen, nützliche Frühblüher wie die Trauben- oder  hyazinthe, das Blau  chen, Wildkrokuse und andere  nfreundliche Pflanzen wie 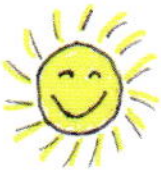 nblumen, 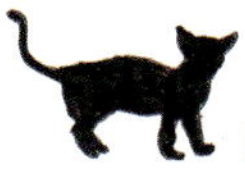 nminze, Brombeere und 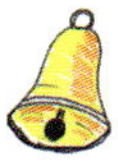 nblumen Onzupflanzen. Herr 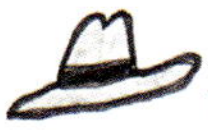 ter wirbelte be 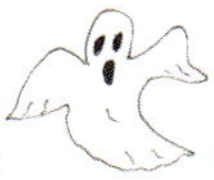 ert umher und traf schon alle VorberOtungen. Das Garten 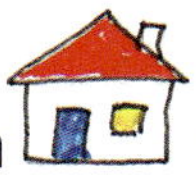 wurde mit Onem 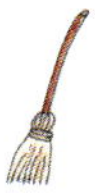 gerOnigt, On 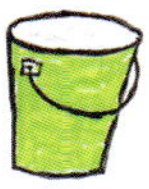 Wasser stand parat und der 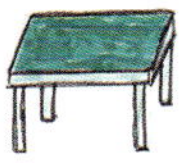 und 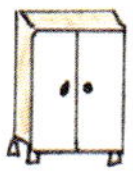 wurde abgewischt. Er wollte auch noch sOnen Korb 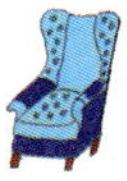 aus sOner Wohnung ins Garten 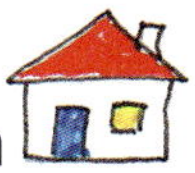 sch 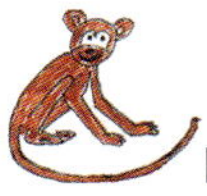 n, damit er Onen bequemen Platz zum Beob  en der  n hat. Herr 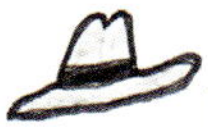 ter ist zwar kOn Angst 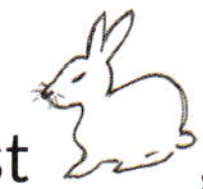, aber er hatte sich vorsichtshalber doch Onen

Schutzan besorgt. Kurzer hatte er vorge auch 3 nkästen bestellt. In einer Fach hatte er Inserate gefunden und war nun dab für 3 nvölker nen Pr auszu eln. Er war durc ber t **sechzig** Euro für n nvolk aus eben. Die Kaufver lungen liefen gut und nächste Woche sollten die n gebr werden. Verschiedene Vorber tungen wie das Aus n des An s, ge gnete e und ne Imker zu besorgen, wurden getroffen. Alles wurde mit bed auf den beren gelegt. Herr ter schaute auf s ne , denn gl ch würden s ne n mit nem gebr . B nuntergang saß Herr ter in s nem Korb und schaute zu s nen n. Er freute sich trotz der vielen Arb t die ihm bevorstand, schon auf die n ernte. schmeckt nfach haft und er könnte ihn w e essen. Wenn alles gut läuft d e er, kann er auch außer verkaufen oder nwachs n und nsalbe herstellen. Viell cht würde er auch noch n -Rezept schr ben. Herr ter hatte jetzt so viele neue Pläne mit s nen n, dass er in s nem R nalter weniger Z t hatte wie zuvor als beg .

Lösung:

Herr Hutter und seine Bienen.

Herr Hutter ist erst kürzlich in Rente gegangen. Bei seiner Abschiedsfeier hatte er seinen Kollegen erzählt, dass er nun endlich seinem Steckenpferd nachgehen kann und sich bald Bienen anschaffen werde. Neben seinem Gartenhaus hat er noch einen Grünstreifen der ideal für die Bienenbehausungen wäre und er könnte sie immer beobachten.
Vor drei Jahren hatte er schon damit begonnen, nützliche Frühblüher wie die Trauben- oder Sternhyazinthe, das Blausternchen, Wildkrokuse und andere bienenfreundliche Pflanzen wie Sonnenblumen, Katzenminze, Brombeere und Glockenblumen einzupflanzen. Herr Hutter wirbelte begeistert umher und traf schon alle Vorbereitungen. Das Gartenhaus wurde mit einem Besen gereinigt, ein Eimer Wasser stand parat und der Tisch und Schrank wurde abgewischt. Er wollte auch noch seinen Korbsessel aus seiner Wohnung ins Gartenhaus schaffen, damit er einen bequemen Platz zum Beobachten der Bienen hat. Herr Hutter ist zwar kein Angsthase, aber er hatte sich vorsichtshalber doch einen Schutzanzug besorgt. Kurzerhand hatte er vorgestern auch drei Bienenkästen bestellt.
In einer Fachzeitschrift hatte er Inserate gefunden und war nun dabei für drei Bienenvölker einen Preis auszuhandeln.
Er war durchaus bereit sechzig Euro für ein Bienenvolk auszugeben. Die Kaufverhandlungen liefen gut und nächste Woche sollten die Bienen gebracht werden.
Verschiedene Vorbereitungen wie das Ausbürsten des Anzugs, geeignete Handschuhe und eine Imkerpfeife zu besorgen wurden getroffen. Alles wurde mit Bedacht auf den sauberen Tisch gelegt. Herr Hutter schaute auf seine Armbanduhr, denn gleich würden seine Bienen mit einem Taxi gebracht.
Bei Sonnenuntergang saß Herr Hutter in seinem Korbsessel und schaute zu seinen Bienen. Er freute sich trotz der vielen Arbeit die ihm bevorstand, schon auf die Bienenhonigernte. Honig schmeckt einfach herzhaft und er könnte ihn löffelweise essen. Wenn alles gut läuft dachte er, kann er auch Honig außer Haus verkaufen oder Bienenwachskerzen und Bienensalbe herstellen. Vielleicht würde er auch noch ein Honig – Rezeptbuch schreiben. Herr Hutter hatte jetzt so viele neue Pläne mit seinen Bienen, dass er in seinem Rentenalter weniger Zeit hatte wie zuvor als Zugbegleiter.

Städte suchen

Wenn Sie die Buchstaben in den Dreiecken in die richtige Reihenfolge bringen, finden Sie fünf Städte!

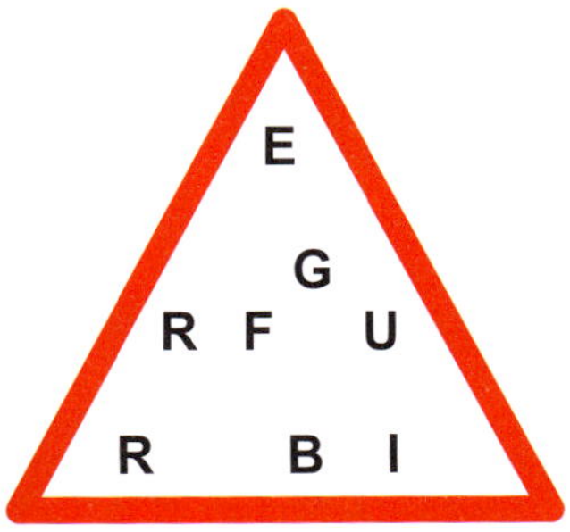

1. ....

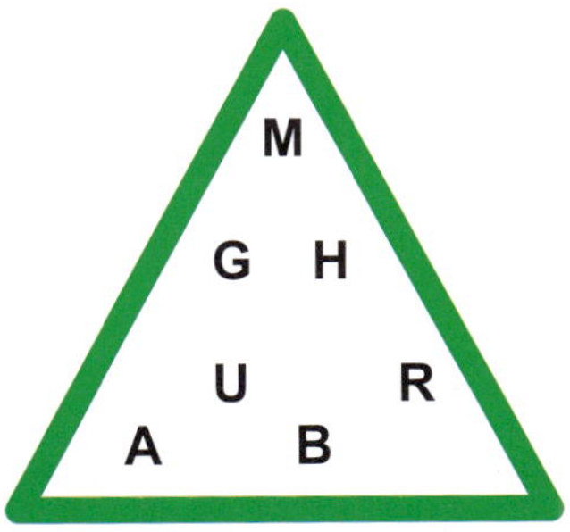

2. ....

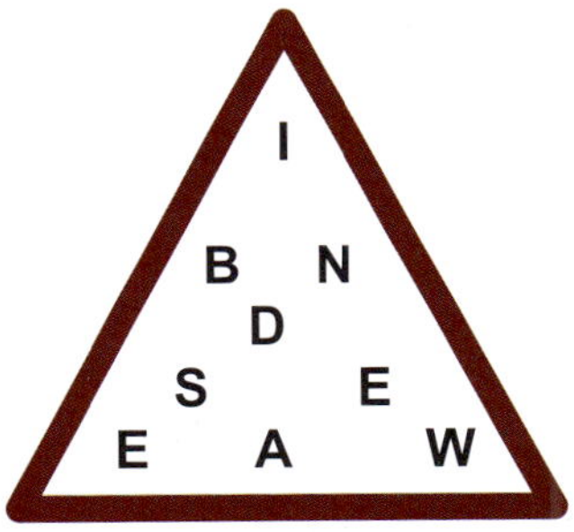

3. ....

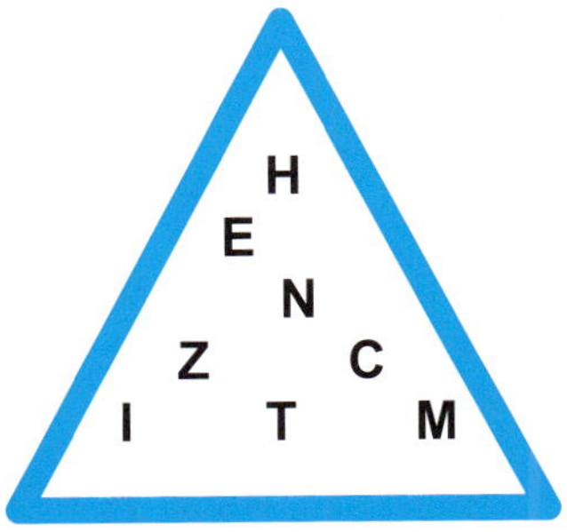

4. ....

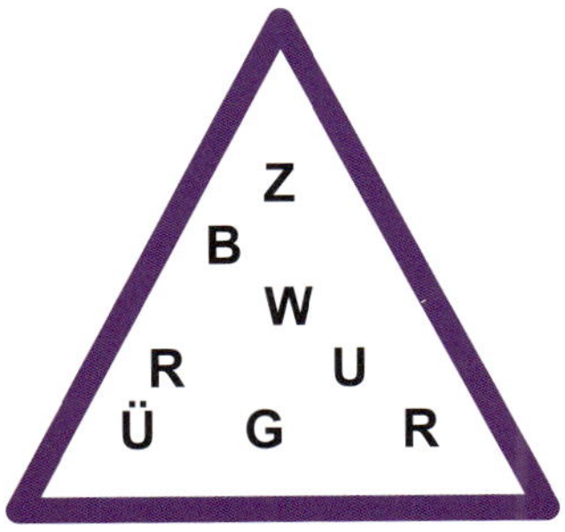

5. ....

Lösung:

Wenn Sie die Buchstaben in den Dreiecken in die richtige Reihenfolge bringen, finden Sie fünf Städte!

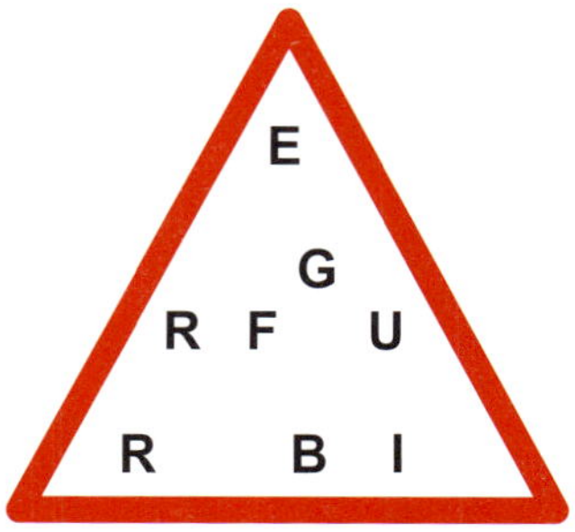

1. FREIBURG

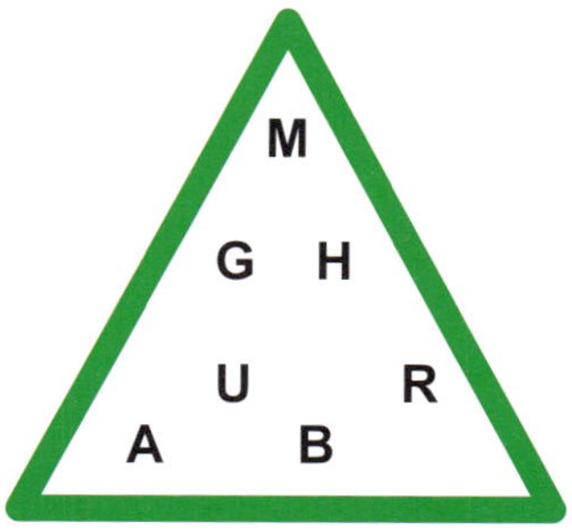

2. HAMBURG

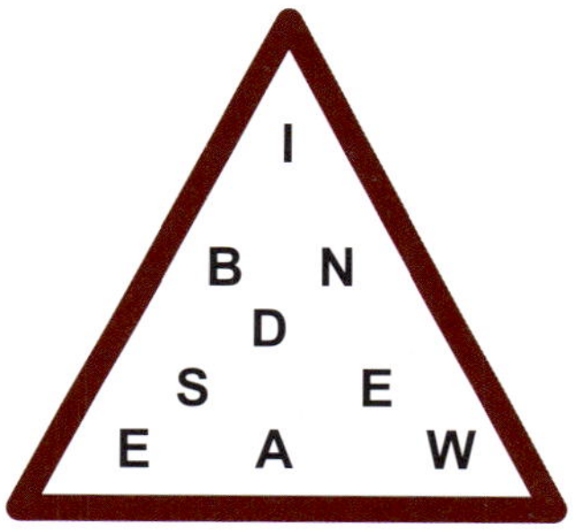

3. WIESBADEN

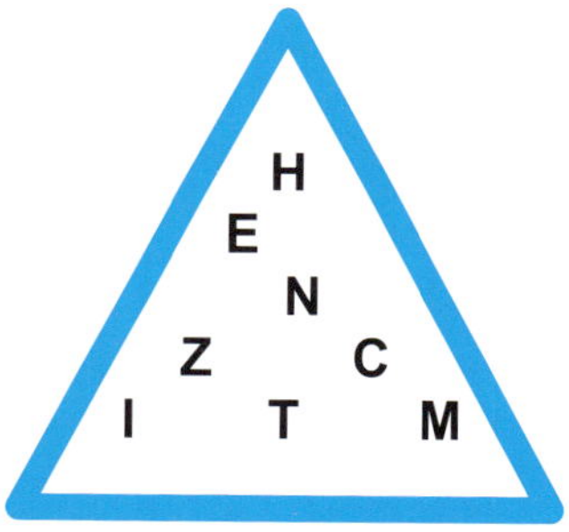

4. CHEMNITZ

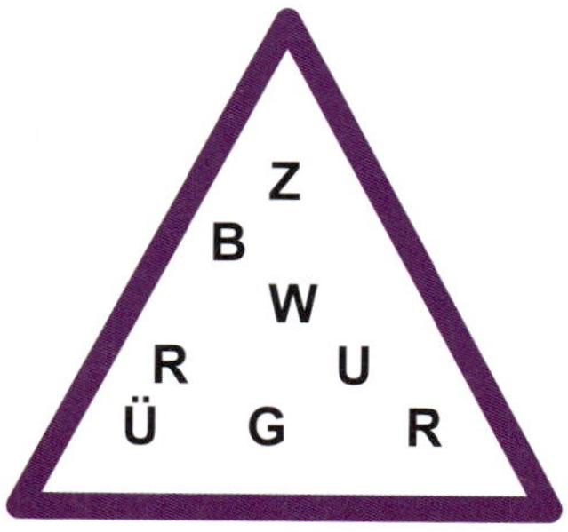

5. WÜRZBURG

Film ab!

Sortieren Sie nachfolgende Bilder A–F nach einem logischen Ablauf!

A

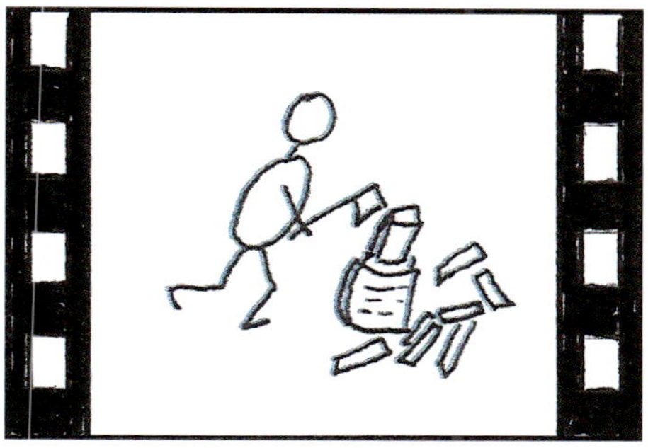

B

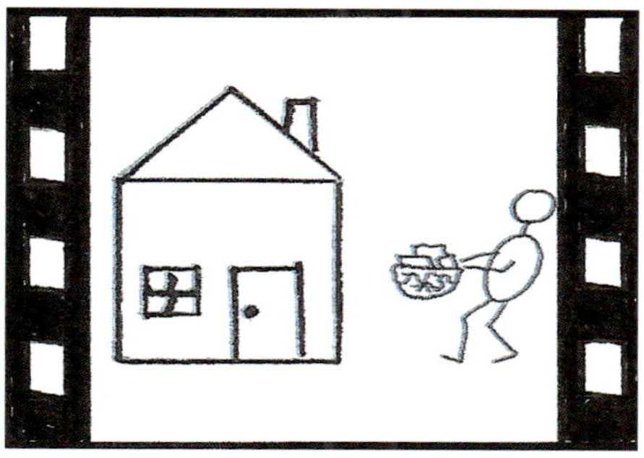

C

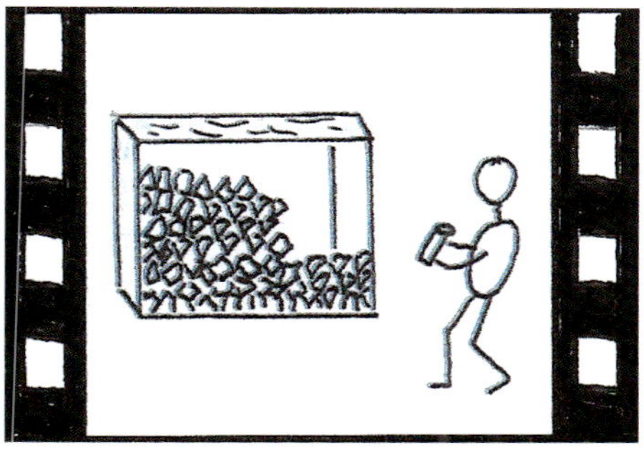

D

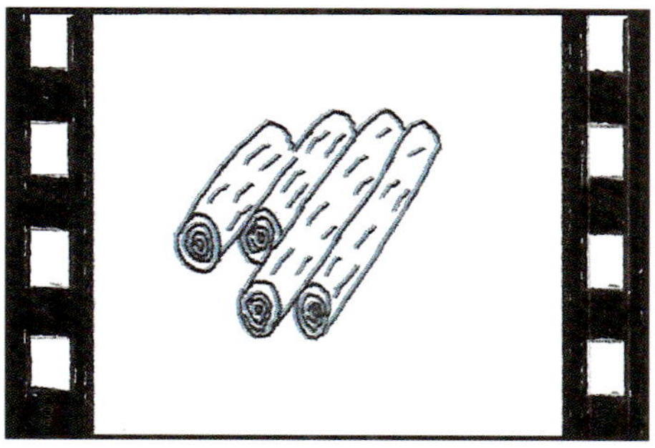

E

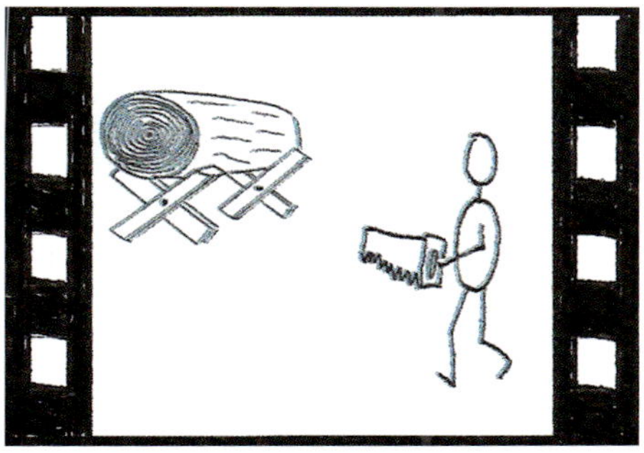

F

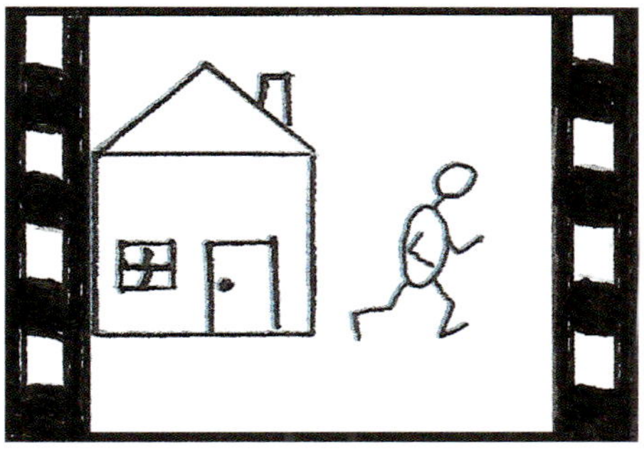

1 = ...

2 = ...

3 = ...

4 = ...

5 = ...

6 = ...

Lösung:

Sortieren Sie nachfolgende Bilder A–F nach einem logischen Ablauf!

A

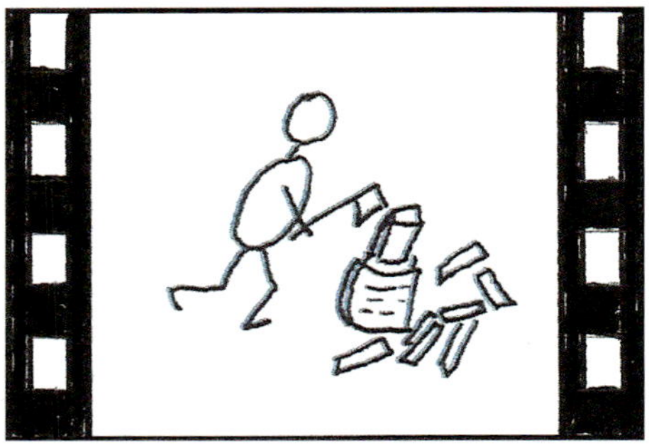

B

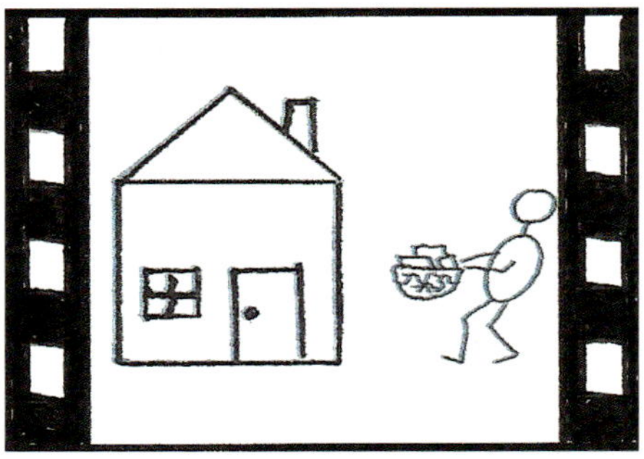

C

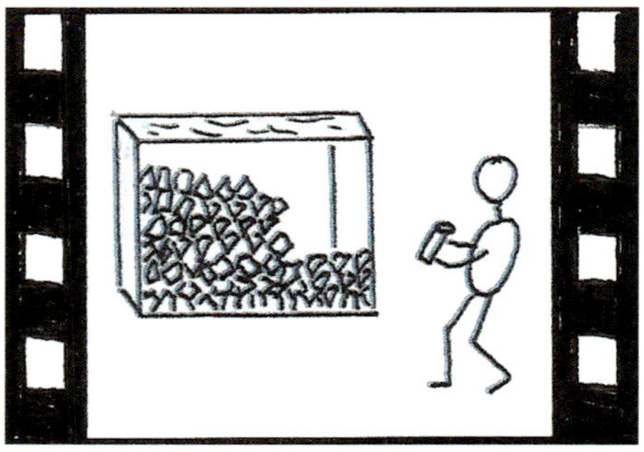

D

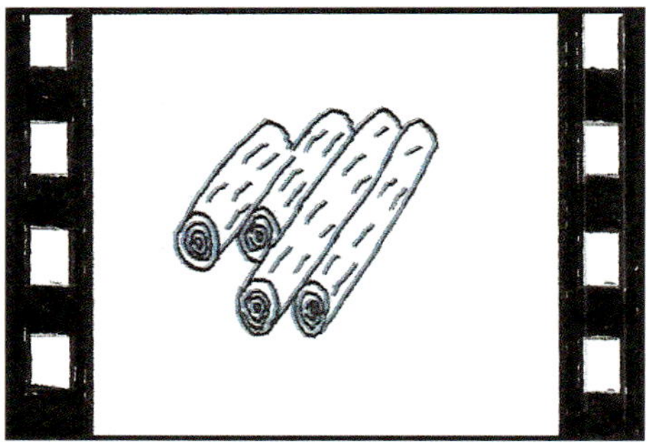

E

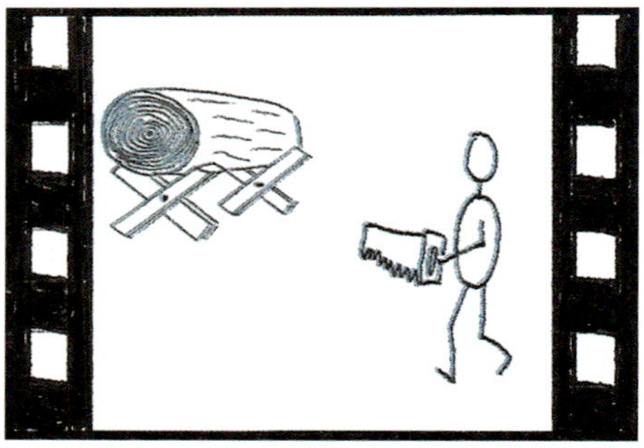

F

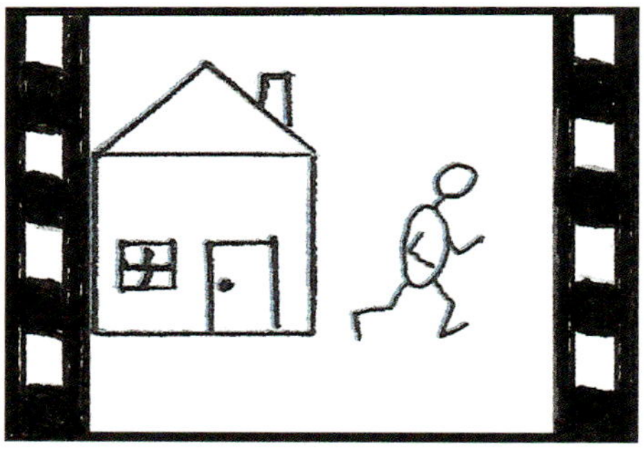

1 = F

2 = D

3 = E

4 = A

5 = C

6 = B

Fremdwörter und ihre Bedeutung

Für die Bedeutung der nachfolgenden Begriffe ist jeweils nur eine Antwort richtig, welche?

Romanist	a.) Person die sehr gerne Romane liest b.) Fremdsprachen ÜbersetzerIn c.) Sprachenforscher
Eierbovist	a.) Raubtier das aus anderen Nestern die Eier klaut b.) Pilzart c.) Person die Eier kunstvoll verziert
Krampfhenne	a.) Person die sich wichtigmacht b.) Henne die zum Kämpfen gezüchtet wird c.) kleines Laufrad
Kennel	a.) Trinkgefäß b.) Hundezwinger c.) großes Rohr
Selfaktor	a.) Rechenmaschine b.) Spinnmaschine c.) Schneemaschine
Wrucke	a.) Schweineart b.) Vollkornbrötchen c.) Kohlrübe
Hygrograph	a.) Luftfeuchtigkeitsmesser b.) Luftdruckmessgerät c.) Wasserzähler
Megalomanie	a.) Hauterkrankung b.) stetiges Wachstum c.) Größenwahn
Obatzter	a.) Nussoblaten b.) pikante Käsezubereitung c.) derber Bursche
Konkreszenz	a.) Personalversammlung b.) nach einer schweren Erkrankung wieder genesen c.) Zusammenwachsen

Lösung:

Für die Bedeutung der nachfolgenden Begriffe ist jeweils nur eine Antwort richtig, welche?

Romanist	a.) Person die sehr gerne Romane liest b.) Fremdsprachen ÜbersetzerIn **c.) Sprachenforscher**
Eierbovist	a.) Raubtier das aus anderen Nestern die Eier klaut **b.) Pilzart** c.) Person die Eier kunstvoll verziert
Krampfhenne	**a.) Person die sich wichtigmacht** b.) Henne die zum Kämpfen gezüchtet wird c.) kleines Laufrad
Kennel	a.) Trinkgefäß **b.) Hundezwinger** c.) großes Rohr
Selfaktor	a.) Rechenmaschine **b.) Spinnmaschine** c.) Schneemaschine
Wrucke	a.) Schweineart b.) Vollkornbrötchen **c.) Kohlrübe**
Hygrograph	**a.) Luftfeuchtigkeitsmesser** b.) Luftdruckmessgerät c.) Wasserzähler
Megalomanie	a.) Hauterkrankung b.) stetiges Wachstum **c.) Größenwahn**
Obatzter	a.) Nussoblaten **b.) pikante Käsezubereitung** c.) derber Bursche
Konkreszenz	a.) Personalversammlung b.) nach einer schweren Erkrankung wieder genesen **c.) Zusammenwachsen**